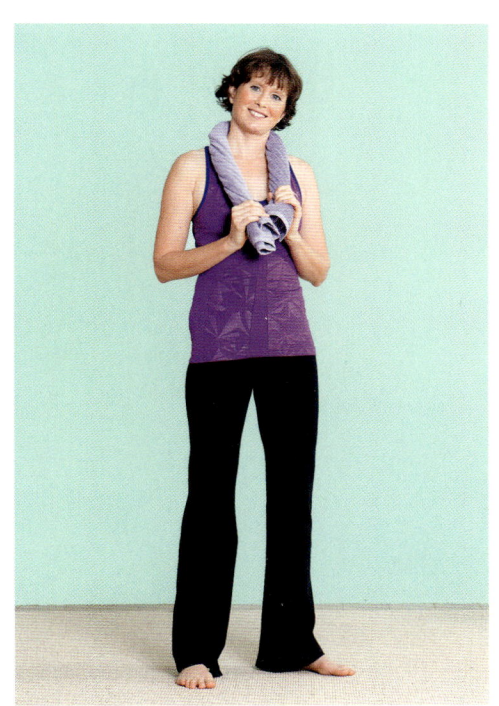

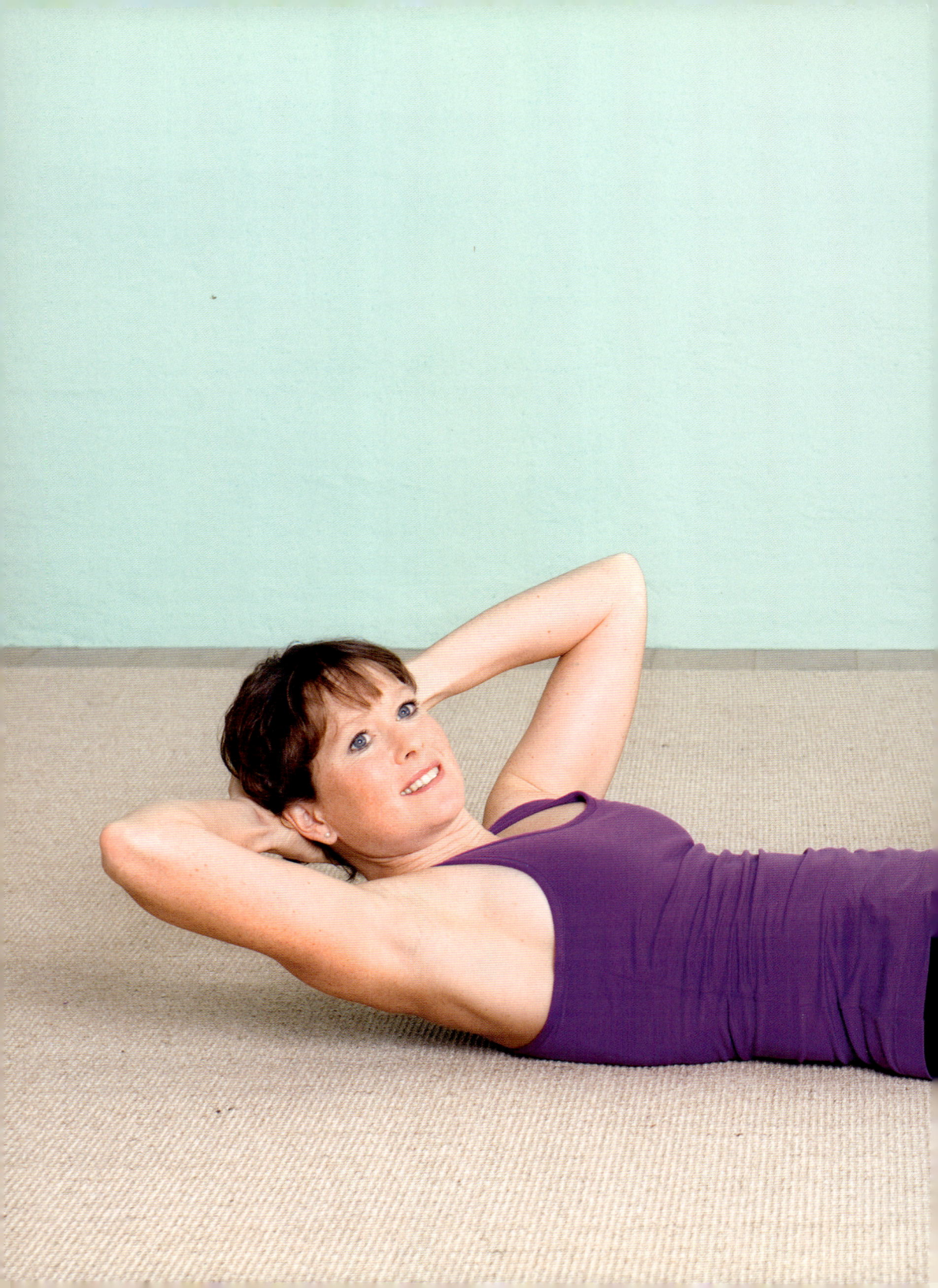

HEIKE HÖFLER

Das tut dem Nacken gut

Gezielte Übungen für Kopf, Hals und Schultern

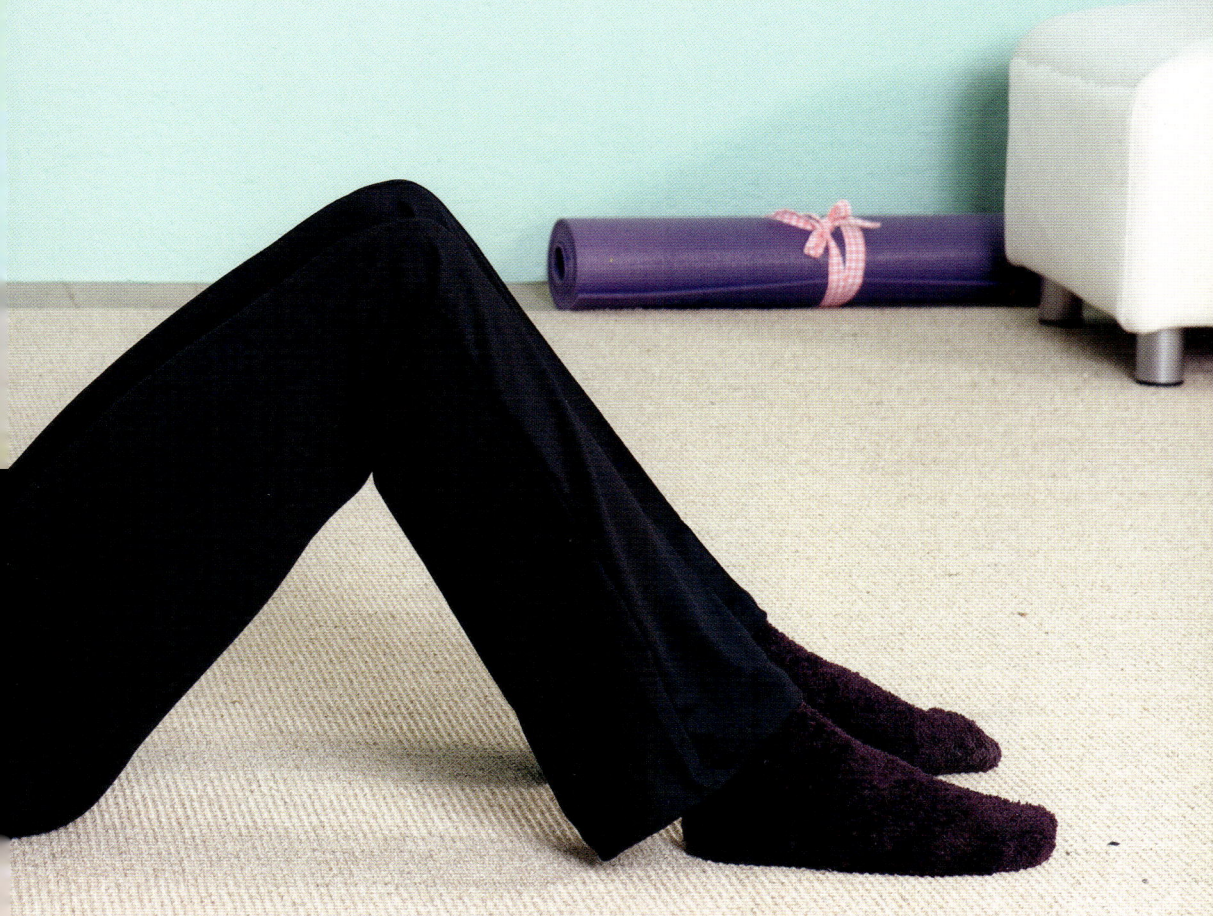

Was Sie in diesem Buch finden

Einführung 6

**Die Wirbelsäule –
Anatomie und Körperhaltung** 9

Anatomische Problemfelder rund
um die Wirbelsäule 10

Die Muskulatur des Halses 17

Das Gewicht der Arme belastet
Halswirbelsäule und Nacken 24

Die Körperhaltung und ihre
Bedeutung 28

**Nackenschule –
Übungsprogramme für Hals,
Nacken und Schultern** 37

Lockerungs- und Wahrnehmungsübungen 38

Dehnung, Entspannung und
Kräftigung 42

Übungsprogramm 1:
Im Sitzen oder Stehen 46

Übungsprogramm 2:
Im Sitzen auf einem Hocker 50

Übungsprogramm 3:
Im Sitzen oder Stehen 56

Übungsprogramm 4:
Mit Handtuch 61

Übungsprogramm 5:
Mit Noppenball 66

Übungsprogramm 6:
Mit Gummiball und Handtuch 69

Übungsprogramm 7:
Mit Stuhl und Redondo-Ball 76

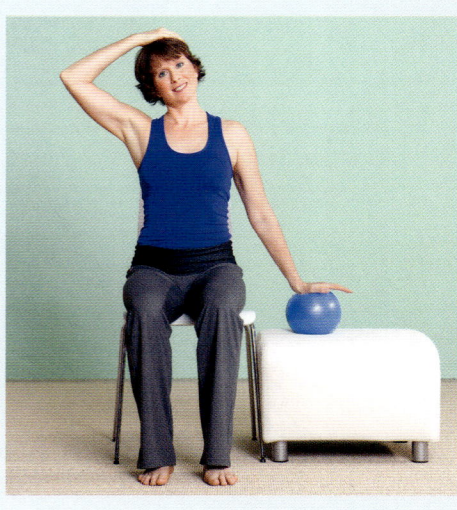

Übungsprogramm 8:
Mit Noppenball und Handtuch 81

Übungsprogramm 9:
Mit Thera-Band® 85

Übungsprogramm 10:
Am Schreibtisch 90

Übungsprogramm 11:
Pilates 95

Was sonst noch hilft 111

Stichwortverzeichnis 118
Über die Autorin, Impressum 119

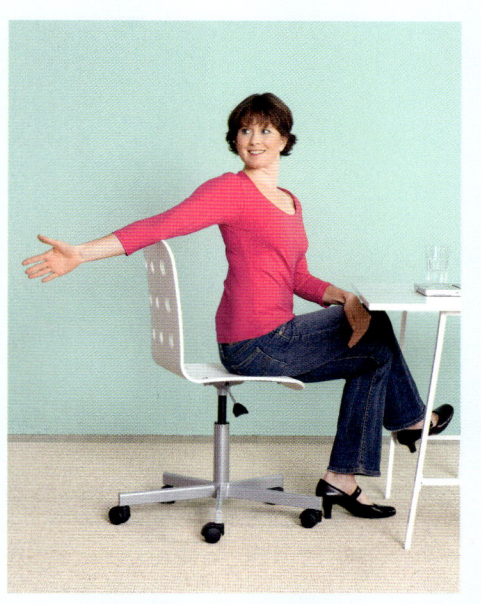

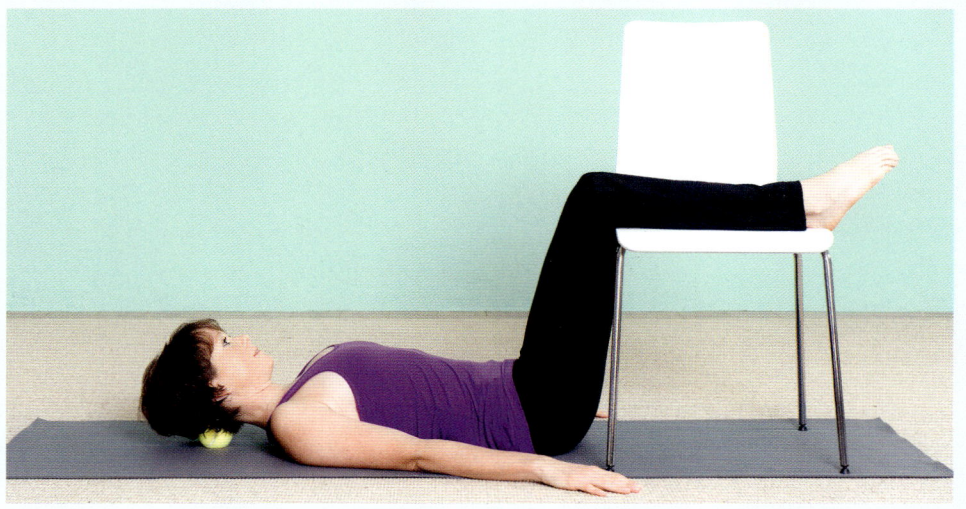

Einführung

Wir leben in einer Zeit der Bewegungsarmut und der Stereotypie von Bewegungen, d. h., wir führen immer wieder die gleichen Bewegungen auf die gleiche Art und Weise aus. Das gilt für den Schreibtisch- bzw. Computer-Menschen genauso wie für den Friseur, Zahnarzt, Elektriker, Bauarbeiter, Kassierer im Großmarkt oder für die Hausfrau, die immer in Bewegung ist.

Jeder hat im Laufe seines Lebens seine besondere Art der Haltung oder Bewegung entwickelt. Es kommt zu Bewegungsmustern, die immer wieder unbewusst und automatisch auf die gleiche Art und Weise ablaufen. Sind diese ungünstig, kommt es mit der Zeit zu Störungen im Bewegungsapparat und zu Verspannungen im Muskelbereich.

Vorbeugen ist besser als heilen

In den letzten Jahren wurde ein extremer Anstieg von Krankheiten und Beschwerden, die aufgrund des einseitigen Gebrauchs unseres Bewegungsapparats entstehen, verzeichnet. Diese entwickeln sich nicht von heute auf morgen; sie beginnen fast unmerklich, dann werden sie immer deutlicher spürbar.

Je früher daher mit der Prophylaxe angefangen wird, desto leichter lassen sich langfristige Schäden vermeiden.

Vorbeugung ist besser als zu warten, bis die ersten Schmerzen im Bewegungsapparat zu verzeichnen sind. Sind die Schmerzen schon mal da, kommt es darauf an, mit gezielten Übungen wieder ein muskuläres Gleichgewicht herzustellen: einerseits für Dehnung und Entspannung einzelner Muskelgruppen zu sorgen, andererseits für die Kräftigung geschwächter Körperpartien. Nur dann werden die Wirbelkörper mit ihren Gelenken, Bändern und Bandscheiben geschont, entlastet, »gepflegt«.

Die ersten Fehlentwicklungen stellen sich schon in der Schulzeit ein, denn schon zu diesem Zeitpunkt wird das Kind stundenlang auf oft schlechte Stühle gepresst, und in der Freizeit sitzt es allzu oft und allzu lang vor dem Fernseher oder Computer.

Im Erwachsenenalter besteht umso mehr die Gefahr, dass die Muskel- oder Gelenkstörungen sich noch stärker ausprägen und zu tief greifenden Störungen führen.

Deshalb können Übungen allein nicht genügen. Wir müssen auch unsere Körperwahrnehmung und unser Körperbewusstsein schulen, um erkennen zu lernen, wann wir eine ungünstige Haltung einnehmen und wie wir die Wirbelsäule schonen, d. h. nicht einseitig und verkrampft belasten.

In den letzten Jahren, in denen der Computer immer mehr Einzug in Büros und Geschäfte gehalten hat, nahmen die Erkrankungen und Beschwerden, ganz besonders des Halswirbelsäulenbereichs, in krassem Maße zu. Kaum einer, der nach jahrelanger Computerarbeit oder Schreibtischbeschäftigung nicht über Schmerzen im Nacken klagt, aber sicher

nicht nur dann. Je rechtzeitiger man den ökonomischen Einsatz der Bewegungen sowie
eine wirbelsäulenfreundliche Haltung am
Arbeitsplatz und in der Freizeit erlernt, umso
mehr kann Verschleißerkrankungen vorgebeugt werden.

Gymnastik ist die beste Medizin

Ärzte haben heute kaum Zeit dafür, den
Patienten darüber aufzuklären, welche Gym-
nastikübungen für ihn gut sind.
Die Tipps in diesem Buch sind für Mediziner
ebenso hilfreich wie für Patienten und selbst-
verständlich können Physiotherapeuten einen
großen Gewinn daraus erzielen.
Zuschüsse und Erstattungen für Rückenschulkurse werden von den Krankenkassen gestri-
chen, obwohl Vorbeugung bekanntlich billiger
und effektiver und die natürliche Behandlung
nebenwirkungsfreier ist als die Therapie mit
Spritzen und Medikamenten.
Viele Massagepraxen mussten als Folge der
Einsparungen im Gesundheitsbereich in letz-
ter Zeit schließen.
Doch die Beschwerden des Einzelnen im Bereich der Wirbelsäule – in ganz besonderem
Maß der Halswirbelsäule – wurden größer.
Tun Sie daher selbst etwas dagegen!

Wenn es Ihnen im Nacken sitzt …

Bedenken Sie, dass die Halswirbelsäule der
schwächste und zudem beweglichste, das
heißt leider auch der anfälligste Teil unserer
Wirbelsäule ist. Psychische Probleme und
Stimmungsschwankungen schlagen sich hier
ebenfalls nieder. Wenn wir uns zu »beladen«
fühlen, gestresst oder verärgert sind, verkrampfen wir uns automatisch im Schulter-
und Nackenbereich und versuchen, wie das
Sprichwort uns lehrt, »den Nacken steif zu
halten«.
Sind wir traurig oder »geknickt«, lassen wir
uns in diesem Bereich »hängen« – es besteht
keine gesunde Spannung mehr, die Halsmuskeln sind locker und bilden nicht mehr das
notwendige Muskelkorsett für die Wirbel-
knochen. Abnutzungen werden ebenso begünstigt wie Bandscheibenprobleme.

Aktiv zu mehr Wohlbefinden

Raffen Sie sich jetzt auf und tun Sie täglich
etwas für Ihre Halswirbelsäule! Alle wichtigen
Übungen finden Sie in diesem Buch.
Nützen Sie freie Zeiten zwischendurch aus –
und wenn es nur fünf Minuten sind –, um zwei
oder drei Übungen auszuwählen und sich und
Ihrer Wirbelsäule etwas Gutes zu tun. Gewöh-
nen Sie sich an, an Ihrem Arbeitsplatz kurze
Bewegungspausen einzulegen, die Sie für
körperliche Aktivität nützen.
Je häufiger Sie üben und je regelmäßiger,
umso schneller werden Sie merken, wie gut
es Ihnen tut: Ihrer Halswirbelsäule genauso
wie Ihrem Kopf (etwa wenn Sie unter Kopfweh
leiden), Ihrer Konzentrations- und Leistungs-
fähigkeit und ebenso Ihrer Psyche.
Regelmäßiges Üben stärkt Ihr allgemeines
Wohlbefinden.

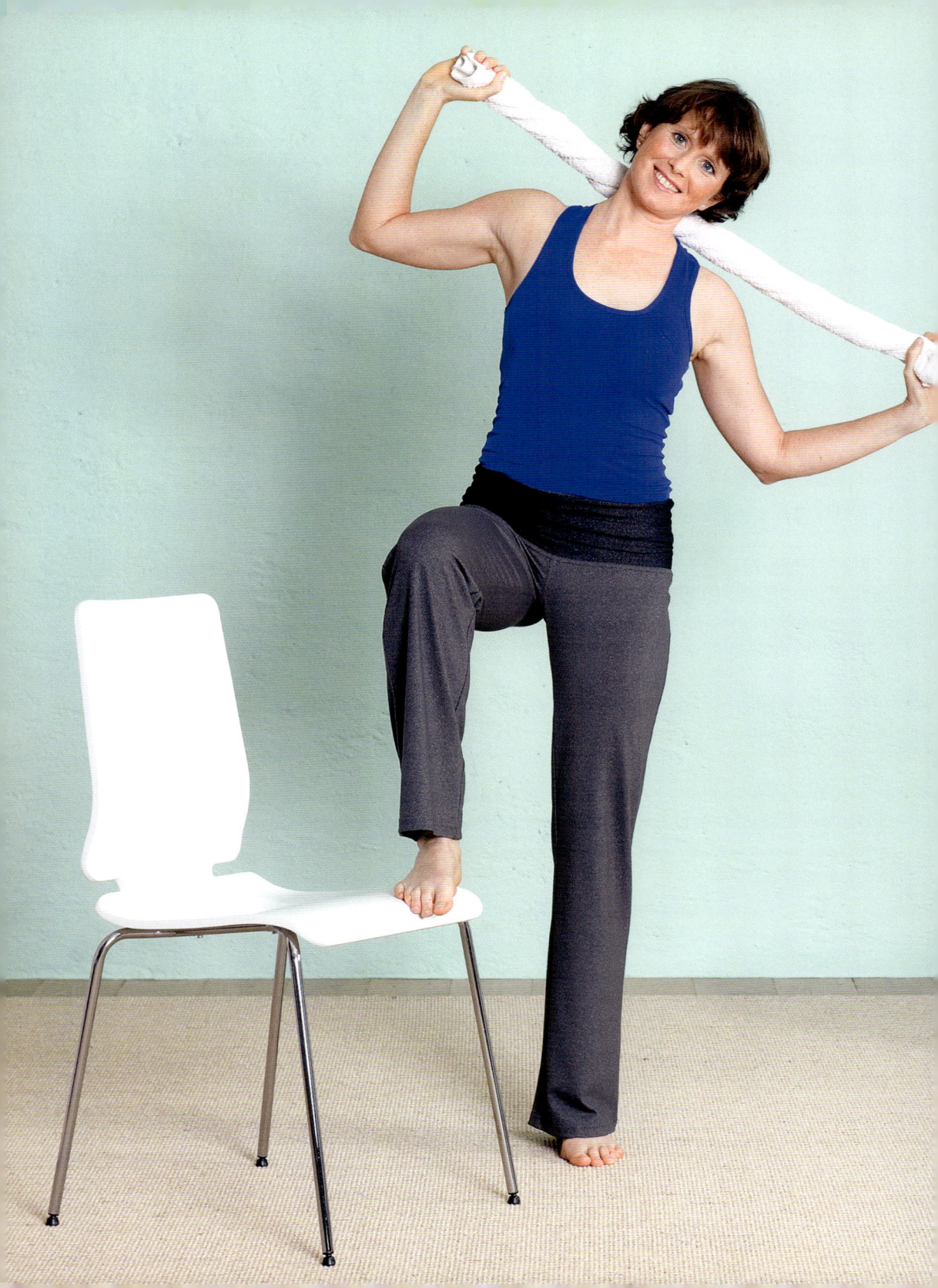

Die Wirbelsäule – Anatomie und Körperhaltung

Die Wirbelsäule und die mit ihr verbundenen Muskeln und Gelenke sind ein kompliziertes Wunderwerk – und daher auch störungsanfällig. Unsere Körperhaltung hat einen großen Einfluss darauf, ob wir unsere Beweglichkeit erhalten und genießen können oder aber unter Verspannungen, Schmerzen oder Bewegungseinschränkungen leiden. Im Folgenden erfahren Sie, wie Sie Fehlhaltungen im Kopf-, Nacken- und Schulterbereich wahrnehmen und vermeiden können.

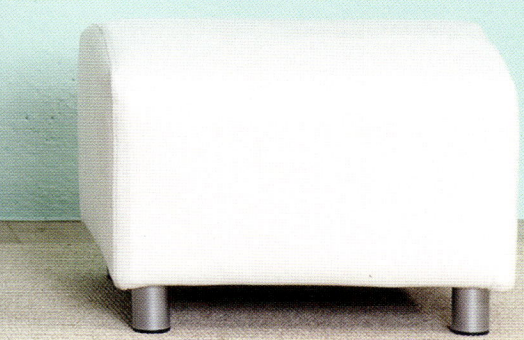

Anatomische Problemfelder rund um die Wirbelsäule

Die Wirbelsäule besteht aus 33 Wirbeln, die wie Bausteine aufeinander aufgebaut sind. Davon sind neun zum unbeweglichen Kreuz- und Steißbein zusammengewachsen.

Die 24 beweglichen Wirbel unterteilen sich in fünf Lenden-, zwölf Brust- und sieben Halswirbel. Sie sind untereinander durch Bandscheiben, Bänder, Muskeln und Wirbelbogengelenke verbunden.

Die Wirbelsäule weist eine Doppel-S-Form auf, wodurch sie Stöße und Verwringungen besser abfedern und auffangen kann. Man spricht von einer Lendenlordose (Hohlkreuz),

einer Brustkyphose (Krümmung nach hinten) und einer Halslordose.

Ein Wirbel setzt sich zusammen aus dem Wirbelkörper, den beiden Wirbelbögen, die ein Wirbelloch umschließen, den beiden Querfortsätzen, Gelenkfortsätzen und einem Dornfortsatz, der hinten meistens fühlbar ist. Alle Wirbellöcher zusammen bilden den Wirbelkanal, der Schutz für das darin verlaufende Rückenmark und die Nervenwurzeln bietet.

Die Wirbelbögen weisen an ihren Seiten Einschnitte auf, die mit den benachbarten Wirbeln Zwischenwirbellöcher bilden. Durch sie treten die Rückenmarksnerven (Spinalnerven)

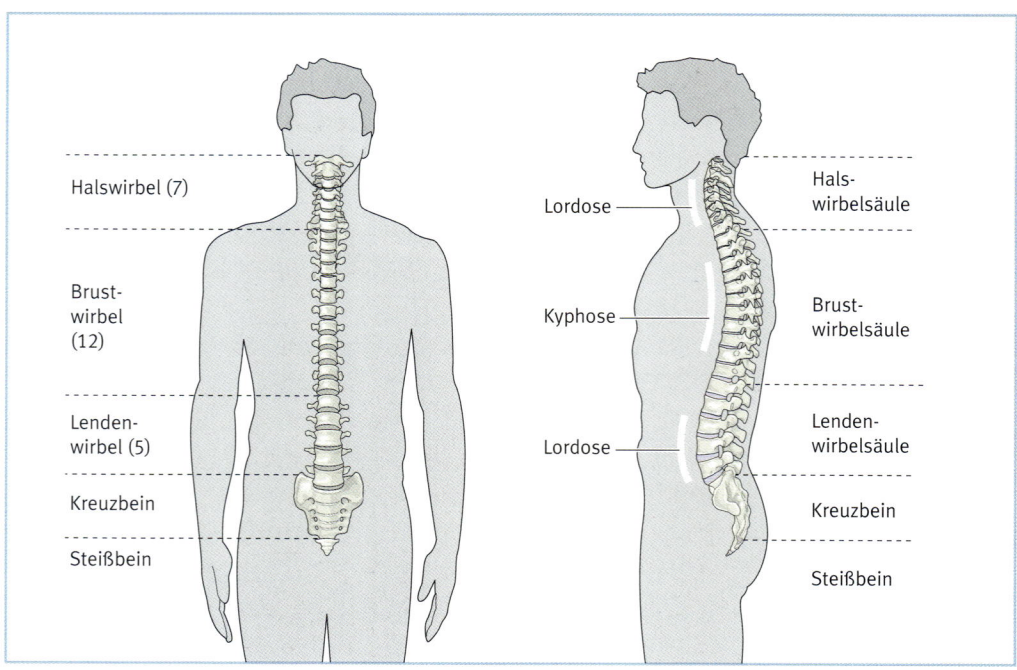

Halswirbel (7)

Brust-
wirbel
(12)

Lenden-
wirbel (5)

Kreuzbein

Steißbein

Lordose

Kyphose

Lordose

Hals-
wirbelsäule

Brust-
wirbelsäule

Lenden-
wirbelsäule

Kreuzbein

Steißbein

Die Wirbelsäule und ihre Krümmungen

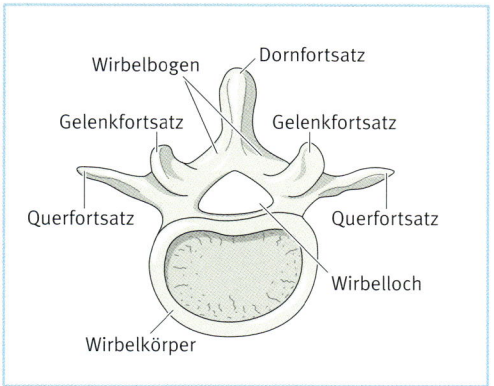

Aufbau eines Wirbelkörpers

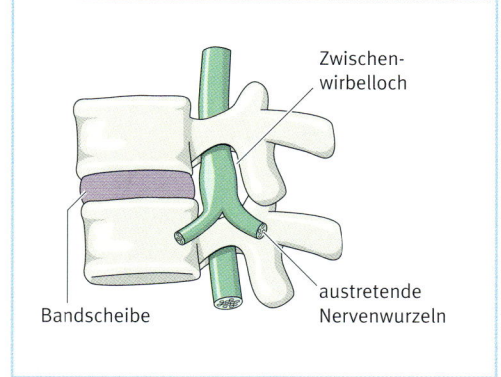

Zwei Wirbelkörper mit dem Wirbelbogen, dem Rückenmark und den austretenden Nervenwurzeln

aus. Die Dornfortsätze und Querfortsätze sind Ansatzpunkte (Angriffspunkte, Hebel) für Muskeln. Bei Muskelverspannungen werden sie als besonders schmerzhaft empfunden.

Beweglich durch die Wirbelgelenke

Die oben und unten gelegenen Gelenkfortsätze bilden mit denen des benachbarten Wirbels ein Wirbelgelenk, durch das die einzelnen Wirbel beweglich miteinander verbunden sind. Die Gelenkkapseln der Wirbelgelenke sind mit vielen feinen Nervenenden ausgestattet, darunter auch Schmerzfasern, woher viele Wirbelsäulenschmerzen resultieren. Die Wirbelsäule, die auch als unser zentrales Achsenorgan bezeichnet wird, trägt den Kopf, stabilisiert die aufrechte Haltung, lässt Bewegungen in alle Richtungen zu und schützt das Rückenmark. Sie ist von Natur aus sehr beweglich, kann aber aufgrund von Alterung, Abnützung, Schädigung und Fehlhaltung an Beweglichkeit verlieren.

Die Bandscheiben

Jeweils zwischen zwei Wirbelkörpern, mit Ausnahme der ersten beiden Halswirbel, liegt eine Bandscheibe, die auf die benachbarten Wirbelkörper eine stoßdämpfende Wirkung ausübt. Für eine gesunde Wirbelsäule sind gesunde Bandscheiben wichtig.
Ihr zwiebelartig angelegter Faserring besteht aus Kollagenfasern. Diese können Wasser binden und aufquellen; dadurch werden die Wirbelkörper auf Abstand gehalten.
In der Mitte liegt der Gallertkern, welcher einen hohen Wassergehalt aufweist, der allerdings mit den Jahren abnimmt. Er verteilt den Belastungsdruck gleichmäßig auf die Bandscheibe und hat die Funktion eines Kugellagers.

Der Zusammenhang von Stoffwechsel und Bewegung

Viele Schäden an den Bandscheiben entstehen durch örtliche Stoffwechselstörungen. In diesem Zusammenhang ist wichtig zu wissen: Die Bandscheibe lebt von der Bewegung. Sie enthält keine Blutgefäße, sondern wird durch Diffusion ernährt, also aufgrund von Druck und Druckentlastung (Pump- und Saugmechanismus). Je statischer, bewegungsloser und haltungsgleicher wir sitzen oder stehen, umso ungünstiger ist dies für die empfindliche Bandscheibe. Gegenbewegungen bzw. andersartige Bewegungen sind nötig, Bewegungen, die wir nicht immer auf die gleiche Art und Weise, so wie wir es gewohnt sind, ausführen. Deshalb ist auch für das Wohlergehen dieser Wirbelsäulenteile eine gezielte Gymnastik notwendig.

Belastung der Bandscheiben

Die Bandscheiben werden kaum ernährt, wenn man den ganzen Tag steht oder sitzt, weil dann immer Druck auf ihnen lastet. Ab und zu eine Entlastung durch Anlehnen, Abstützen oder Liegen tut gut, aber auch

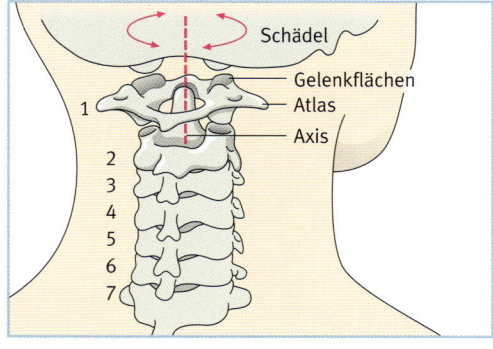

Die Halswirbelsäule mit voneinander abgehobenem ersten und zweiten Halswirbel: Das Zusammenspiel zwischen Hinterhaupt, Atlas und Axis ermöglicht die hohe Beweglichkeit des Kopfes.

Dehnen und Lockern sowie Spannungs- und Entspannungsübungen.
Unvorteilhaft für die Halsbandscheiben ist z. B. eine dauernd vorgebeugte Kopfhaltung, wie man sie bei sehr vielen Berufen, aber auch bei Haushalts- und Freizeitbeschäftigungen einnimmt. Dabei werden sie vorn vermehrt zusammengepresst, der Gallertkern dagegen nach hinten verformt. Ähnlich ist es bei einer dauernden Kopfschiefhaltung, die öfter vorkommt, als man meint – meist wird sie nur selbst nicht als solche empfunden. Grundsätzlich gilt: Im Lot sitzen, stehen, sich bücken bedeutet für die Bandscheibe gleichmäßigen Druck, den sie besser »auffangen« bzw. »abpuffern« kann als einseitigen.

Die Halswirbelsäule

Der oberste Wirbelsäulenabschnitt besteht aus sieben Wirbeln mit den dazugehörigen Bändern, Muskeln und Gelenken. Dieser Teil der Wirbelsäule ist am beweglichsten, was Risiken (Störanfälligkeit und frühe Abnutzung) in sich birgt.
Auffällig bei der Halswirbelsäule sind die beiden obersten Wirbelkörper, Atlas und Axis, die anders strukturiert sind als die anderen Halswirbel. Einmalig sind auch die Kopfgelenke, die fein abgestimmte Kopfbewegungen ermöglichen. Zwischen ihnen liegen keine Bandscheiben. Die Kopfbewegung wäre ansonsten schwerfälliger.
In den Querfortsätzen der Halswirbelkörper befinden sich Löcher, durch die sich rechts und links Wirbelarterien schlängeln, die das

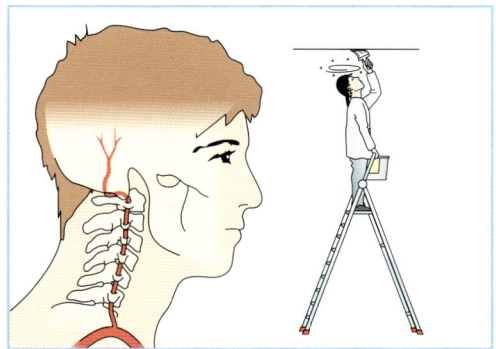

Verlauf der Halswirbelarterie durch die Querfortsätze der Wirbelkörper – bei Überkopfarbeiten wird auf sie erhöhter Druck ausgeübt und die Durchblutung beeinträchtigt.

Gehirn mit frischem Sauerstoff versorgen. Durch den Wirbelkanal verläuft das Rückenmark mit seinen Hunderttausenden von Nervenbündeln. Vom Wirbelkanal der Halswirbelsäule aus verlaufen Nervenbahnen, die mit elektrischen Leitungsbahnen vergleichbar sind, bis in die Arme und Hände. Störungen sowie Fehlhaltungen der Halswirbelsäule können sich deshalb auch auf Arme und Hände auswirken (Taubheit in den Fingern etc.).

Kopfgelenke

Der Kopf kann in zwei Gelenken gegen die Halswirbelsäule bewegt werden. Durch die beiden obersten Halswirbel ist die Wirbelsäule mit dem Schädel gelenkig verbunden. Sie tragen die Hauptlast des Kopfes. Der erste Halswirbel (Atlas) ist ein knöcherner Ring ohne Wirbelkörper und Dornfortsatz, aber mit zwei kräftigen Querfortsätzen, die die Gelenkflächen für die Gelenkverbindungen mit dem

Schädel und dem zweiten Halswirbel (Axis) tragen. Sie können bei manchen Menschen unterhalb des Warzenfortsatzes des Schläfenbeins erfühlt werden.

Auf den eiförmigen Gelenkflächen – dem Atlantookzipitalgelenk –, die zwischen Kopf und oberstem Wirbel liegen, ruht der Kopf. Am Hinterhauptbein befinden sich zwei Gelenkfortsätze, die exakt auf die Gelenkflächen des Atlas passen. Sie gleichen ein wenig den Kufen eines Schaukelstuhls und bilden zusammen ein Eigelenk. In diesem Gelenk lässt sich der Kopf etwa 10° nach vorn und hinten schaukeln, ohne dass sich der Hals mit bewegt.

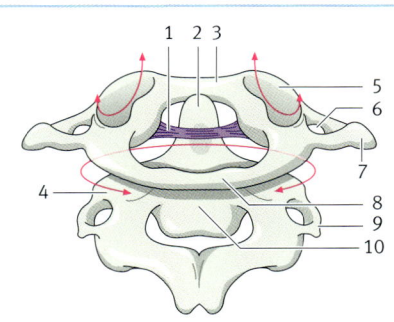

1: Querband des Atlas, das verhindert, dass sich der Zapfen in Richtung Rückenmark verschiebt.
2: Zapfen bzw. Zahnfortsatz des Axis
3: Vorderer Atlasbogen
4: Gelenkfläche zwischen erstem und zweitem Halswirbel
5: Gelenkfläche zwischen Atlas und Hinterhauptfortsatz
6: Loch für die Wirbelarterie
7: Querfortsatz des Atlas
8: Hinterer Atlasbogen
9: Querfortsatz des Axis
10: Wirbelkörper des Axis

Atlas und Axis, künstlich voneinander abgehoben

Der zweite Halswirbel besitzt einen kräftigen Körper, an dessen oberem Ende sich ein zahnförmiger Höcker (Dens axis) erhebt. Dieser stellt das Zentrum der Bewegung zwischen Atlas und Axis dar.
Er führt den Atlas seitlich, sodass beim Wenden des Kopfes sich der Ring des Atlas um den Zahnfortsatz des Axis dreht.

Bewegungsmöglichkeiten der Kopfgelenke

Die Bewegung der Halswirbelsäule ist in den oberen und unteren Kopfgelenken möglich:

- Im oberen Kopfgelenk zwischen Atlas und Hinterhauptbein erfolgt die Bewegung in einer Querachse als Nickbewegung.
- Im unteren Kopfgelenk dreht sich der Atlas mit dem auf ihm sitzenden Schädel um den Zahnfortsatz des Axis. Hier sind Drehungen des Kopfes um die Längsachse möglich.

Die Beuge- und Streckbewegung findet im oberen Kopfgelenk statt. Verbleibt der Hals in einer dauernden Überstreckung, werden auch die Gelenkflächen einseitig abgenutzt. Die Druckverhältnisse in den Wirbelgelenken verändern sich und sind nicht mehr optimal.

Rückenmark und Rückenmarksnerven

Als Rückenmark wird das Nervengewebe bezeichnet, das im Wirbelkanal liegt. Es ist Teil unseres zentralen Nervensystems, weist eine Länge von 40 bis 50 Zentimeter auf, reicht

unten etwa bis zum ersten Lendenwirbel und geht am oberen Rand des Atlaswirbels im Bereich des großen Hinterhauptlochs in das verlängerte Mark des Gehirns über.
Im Ganzen treten 31 bis 32 Rückenmarksnerven (Spinalnerven) paarweise auf, die den Wirbelkanal seitlich durch die Zwischenwirbellöcher verlassen.

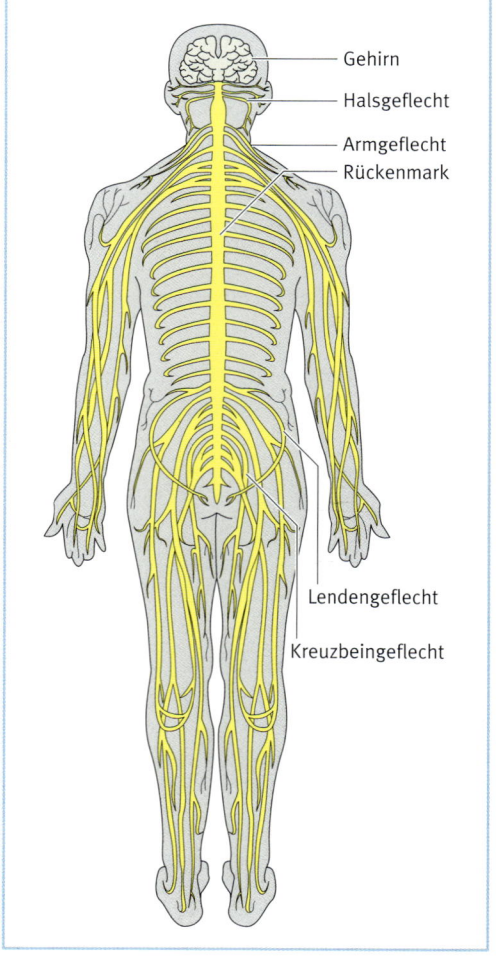

Gehirn
Halsgeflecht
Armgeflecht
Rückenmark
Lendengeflecht
Kreuzbeingeflecht

Der Verlauf des Rückenmarks und der Rückenmarksnerven

Das Rückenmark steht in unmittelbarer Verbindung mit dem Gehirn und kann als Leitungs- und Schaltstelle für die Nerven, die von bestimmten Organen, Muskeln und Geweben in das Rückenmark ein- und austreten, bezeichnet werden. Vom unteren Halsteil des Rückenmarks werden Nervenfortsätze zu den Muskeln der oberen Gliedmaßen geschickt.

Nerven können beeinträchtigt werden

Die Durchblutung der Spinalnerven ist von großer Wichtigkeit für die Funktionsfähigkeit der Strukturen, die sie versorgen. So kann die Schutz bietende Wirbelsäule auch zum Problem werden, wenn diese selbst erkrankt, abgenützt wird, sich verformt oder Bandscheibengewebe austritt.

Auch überanstrengte, entzündete, verkrampfte Muskelschichten können auf einen Nerv drücken und Schmerzen herbeiführen. Es kann zu Störungen von Gefühls-, Druck- oder Temperaturempfindungen kommen; Kribbeln in den Fingern, aber auch Lähmungserscheinungen treten auf.

Rückenmarksnerven im Halswirbelsäulenbereich

Wenn der Kopf andauernd schräg zu einer Seite gehalten wird (z. B. bei einer Skoliose oder bei einseitiger Arbeitsweise), kann dies zu einer Degeneration und Schwächung einer oder mehrerer Bandscheiben im Halswirbelsäulenbereich führen.

Die Bandscheibe wird einseitig zusammengepresst, der Kern wandert auf die andere, weite Seite. Bandscheibengewebe kann auf austretende Nerven drücken.

Wenn die Störung im unteren Halsbereich auftritt, können Schmerzen von der Schulter über den Arm bis in die Hand ausstrahlen, oder es macht sich ein Taubheitsgefühl bis hin zu Lähmungserscheinungen in den Fingern bemerkbar.

Störungen weiter oben haben häufig Schwindelgefühl und Kopfschmerzen bis hin zu Migräne zur Folge.

Arterien des Kopfes und der Halswirbelsäule

Durch die Halswirbelsäule ziehen wichtige Arterien zum Kopf hinauf. Das Blut, das durch sie fließt, sorgt für ausreichend Sauerstoff im Gehirn.

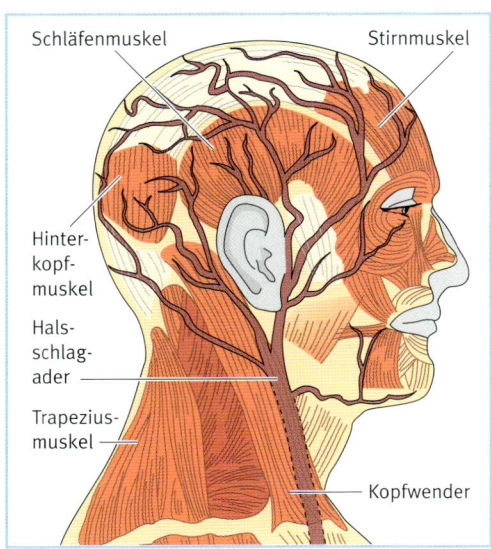

Schläfenmuskel

Stirnmuskel

Hinterkopfmuskel

Halsschlagader

Trapeziusmuskel

Kopfwender

Die Halsschlagader

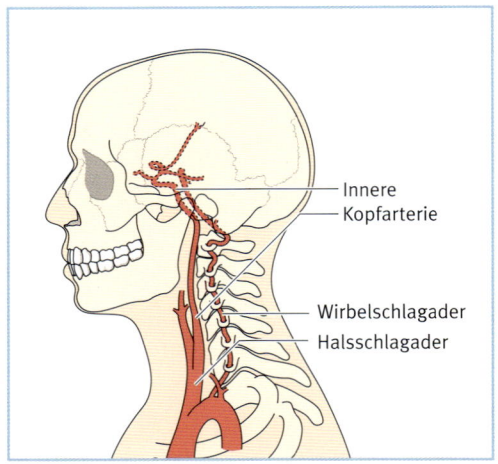

Wirbelschlagader und Halsschlagader

Auch das Zentralnervensystem ist außerordentlich abhängig von genügend Sauerstoff und leidet bei mangelnder Blut- bzw. Sauerstoffversorgung.

Das Gehirn wird von zwei Arterien versorgt, die beide paarweise angelegt sind:

- Innere Kopfschlagader bzw. Halsschlagader
- Wirbelschlagader

Die Durchblutung wird gehemmt

Die gemeinsame Kopfschlagader, die auch als Halsschlagader bezeichnet wird, zieht am vorderen Rand des Kopfwenders nach oben. Sie wird hinten von der Halswirbelsäule und vorn von der Luftröhre und dem Kehlkopf eingeschlossen. Sie sorgt für die Sauerstoffversorgung der Gesichts-, Kopf- und Nackenpartie. Bei langfristig angespannten Muskeln werden die Blutgefäße zusammengedrückt; dadurch wird die Sauerstoffzufuhr gedrosselt, und es

kann zu Spannungskopfschmerzen oder Gesichtsschmerzen kommen.

Äußere und innere Kopfarterie

In Höhe des Schildknorpels teilt sich die gemeinsame Kopfschlagader auf in eine äußere und innere Kopfarterie. Die äußere Kopfarterie oder Gesichtsschlagader versorgt hauptsächlich Gesicht, Kaumuskeln, Zunge, Schlund, Kehlkopf, Schilddrüse und Nacken mit Blut. Die innere Kopfarterie oder Gehirnschlagader zieht in das Innere der Schädelhöhle, um dort die Augenpartie und zusammen mit der Wirbelarterie die einzelnen Gehirnabschnitte mit sauerstoffreichem Blut zu versorgen.

Wichtig – die gerade Kopfhaltung

Die Wirbelschlagader verläuft ab dem sechsten Halswirbel durch die Löcher der Querfortsätze nach oben und führt in das Gehirn, wo sie das Kleinhirn bzw. den hinteren Gehirnanteil mit Blut versorgt. Die Halsschlagader, die im Bereich des kräftigen Kopfwenders und anderer kleiner Muskeln liegt, wird nicht nur durch dauernd angespannte Muskeln, sondern auch durch eine schlechte Kopfhaltung beeinträchtigt. Die Wirbelschlagader dagegen ist hauptsächlich von der Stellung der Halswirbelkörper abhängig. Werden diese gut aufgerichtet gehalten, hat die Arterie genügend Platz. Wird sie häufig schief gehalten, werden die Blutgefäße auf einer Seite zusammengedrückt. Knochenabnutzungen und degenerative Veränderungen, z. B. Randzackenbildungen, können problematisch werden.

Die Muskulatur des Halses

Bewegungen von Kopf und Hals können durch alle Muskeln hervorgerufen werden, die über die Kopf- und Halsgelenke hinwegziehen. Die Halsmuskeln sind aber auch beim Kauen und Schlucken sowie an der Kehlkopfbewegung beteiligt.

Beugung des Kopfes und der Halswirbelsäule nach vorn

Für die Beugung des Kopfes ist die tiefe oder prävertebrale (unmittelbar vor der Wirbelsäule liegende) Muskulatur zuständig.
- Langer Halsmuskel: Bei beidseitiger Kontraktion hebt er die Halslordose auf und beugt die Halswirbelsäule.
- Langer Kopfmuskel
- Vorderer gerader Kopfmuskel

Die obere Halswirbelsäule wird von den Langen Kopfmuskeln und den Vorderen geraden Kopfmuskeln im oberen Kopfgelenk gebeugt. In den nachfolgenden Gelenken sorgen die Langen Hals- und Kopfmuskeln für die Bewegung.
Der unmittelbar vor der Wirbelsäule liegende Lange Kopfmuskel ist für die Statik der Halswirbelsäule sehr wichtig. Bei gleichzeitiger Kontraktion der vorderen Hals- und hinteren Nackenmuskeln wird sie in ihrer Mittelstellung fixiert. Bei einseitiger Kontraktion eines Halsmuskels wird der Hals zu dieser Seite hin geneigt. Auch die Rippenhalter- oder Treppen-

muskeln beugen den Kopf zur Seite, wenn sie einseitig angespannt werden. Da sie an den Querfortsätzen der Halswirbelkörper entspringen und zu den ersten beiden Rippen ziehen, können sie bei festgestellter Halswirbelsäule die beiden oberen Rippen heben und fungieren somit als Einatemmuskeln. Die Treppenmuskeln sind zwar am Beugevorgang der Halswirbelsäule beteiligt, verstärken aber die Halslordose, wenn sie nicht vom Langen Halsmuskel fixiert ist.
Die unteren Zungenbeinmuskeln üben dagegen eine beugende Wirkung auf Kopf und Halswirbelsäule aus, während sie gleichzeitig die Halslordose reduzieren. Somit sind auch sie für die Statik der Halswirbelsäule bedeutsam.

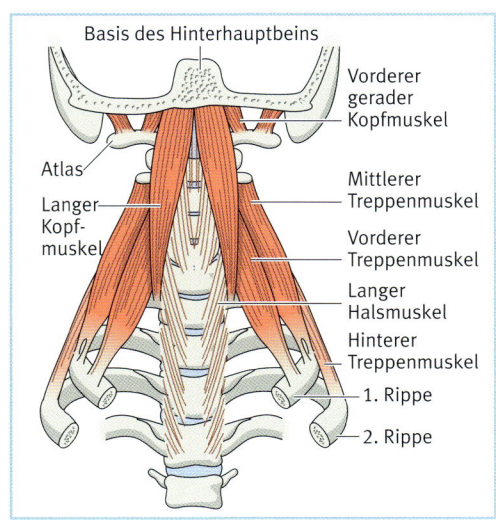

Tiefe oder prävertebrale Muskulatur mit der Gruppe der Treppenmuskeln von vorne

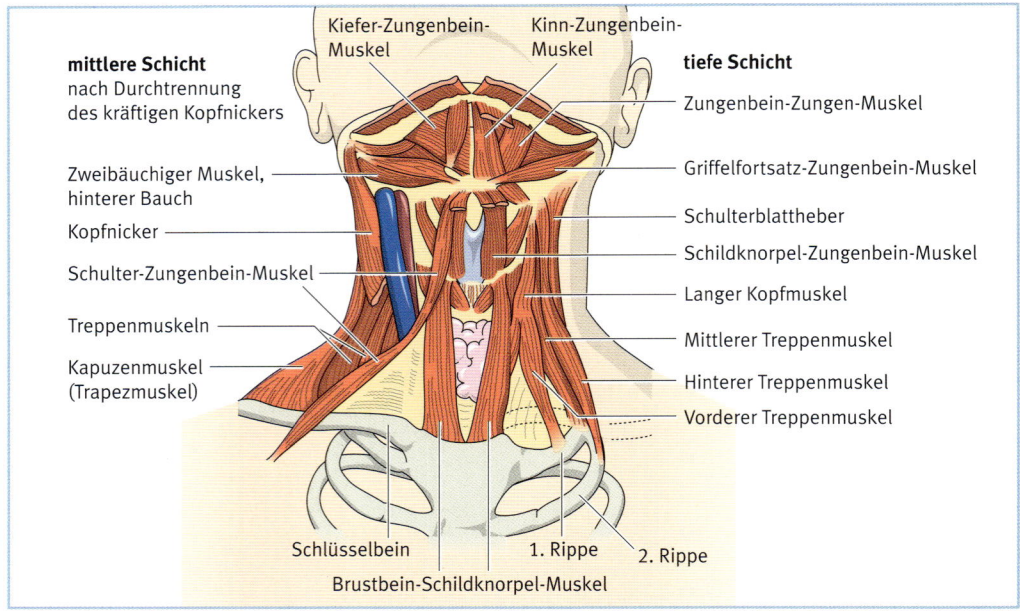

Vordere Hals- und Zungenbeinmuskeln

Die Muskeln der vorderen Hals- und der hinteren Nackenmuskulatur wirken als Verspannungszüge. Das Gleichgewicht zwischen beiden stimmt nicht mehr, wenn eine Muskelseite zu schwach oder verkürzt ist.

Rückbeugung des Kopfes

An der Beugung des Kopfes nach hinten ist die Nackenmuskulatur beteiligt, die aus vier übereinander liegenden Schichten besteht.

Die kurzen Nackenmuskeln

Diese tiefe Muskelschicht, die unmittelbar auf den Skelettelementen aufliegt, verknüpft Hinterhaupt, Atlas und Axis miteinander. Die klei-

nen, kurzen, tief liegenden Nackenmuskeln wirken direkt auf die Kopfgelenke ein. Sie haben eine ganz entscheidende Bedeutung für die Balance des Kopfes und die Feinabstimmung der Bewegung.

Allerdings sind sie bei den meisten Menschen durch eine ungünstige Kopfhaltung oder durch ständig unnötig hochgezogene Schultern verspannt und verkürzt. In dieser verkrampften Muskulatur ist natürlich auch die Blutversorgung gestört und die Muskeln können nur ungenügend mit frischem, sauerstoffreichem Blut versorgt werden. Abfallstoffe lagern sich leicht an und können nicht abtransportiert werden. Die verkrampften Muskeln fühlen sich oft sehr schmerzhaft an, was dazu führt, dass man sich noch weniger bewegt. Dadurch entsteht ein Teufelskreis.

Die kurzen Nackenmuskeln ermöglichen die Neigung des Kopfes nach hinten, bei einseitiger Kontraktion zur Seite sowie das Drehen des Kopfes nach links und rechts.

Zu den kurzen Nackenmuskeln zählen:

- Kleiner hinterer gerader Kopfmuskel
- Großer hinterer gerader Kopfmuskel
- Oberer schräger Kopfmuskel
- Unterer schräger Kopfmuskel

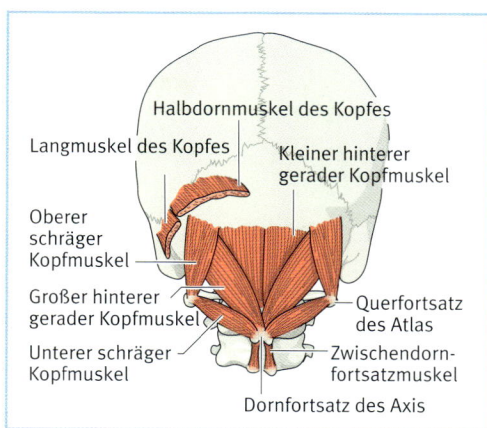

Tiefe Nackenmuskeln

Der zervikale Teil des Rückenstreckers

Das transversospinale System wirkt als Teil des Rückenstreckers, der einen langen Muskelzug rechts und links der Wirbelsäule bildet. Er beginnt am Axis, seine weiterlaufenden Muskelbündel führen bis zum Kreuzbein. Die zahlreichen größeren und kleineren Muskeln, die zum Rückenstrecker gehören, verspannen die Wirbelsäule als Ganzes und in ihren einzelnen Teilen, indem sie an den Dorn- und Querfortsätzen ansetzen und den Platz dazwischen ausfüllen.

Der zervikale Teil dieses Muskelsystems wirkt auf die Halswirbelsäule lordosierend, streckend oder, einseitig angespannt, drehend.

Zum tiefen Trakt dieses mittleren Muskelstrangs des Rückenstreckers oder -aufrichters gehören:

- die Drehmuskeln
- die vielgeteilten bzw. vielgefiederten Muskeln
- der Halbdornmuskel (paarweise)
- der dorsale Kopfwender

Während in den tiefen Schichten die Muskeln nur von Segment zu Segment verlaufen, werden die Muskeln in den oberflächlichen Schichten länger. Im Bereich der Hals- und Lendenlordose befinden sich die kräftigsten Muskelmassen.

Zum oberflächlichen Strang dieser Muskelschicht gehören ausschließlich lange Muskelzüge:

- Langmuskel des Nackens und des Kopfes
- Darmbein-Rippen-Muskel (Nackenteil)
- Riemenmuskel (Halsteil, Kopfteil)

Während die Muskeln eine wichtige Haltefunktion für die Wirbelsäule ausüben und für

Mein Rat

Um Schmerzen und Verspannungen in den kleinen Nackenmuskeln vorzubeugen, empfiehlt es sich, den Kopf wie ein Mannequin zu halten: Kinn zurück, Nacken lang, Schultern nach unten.

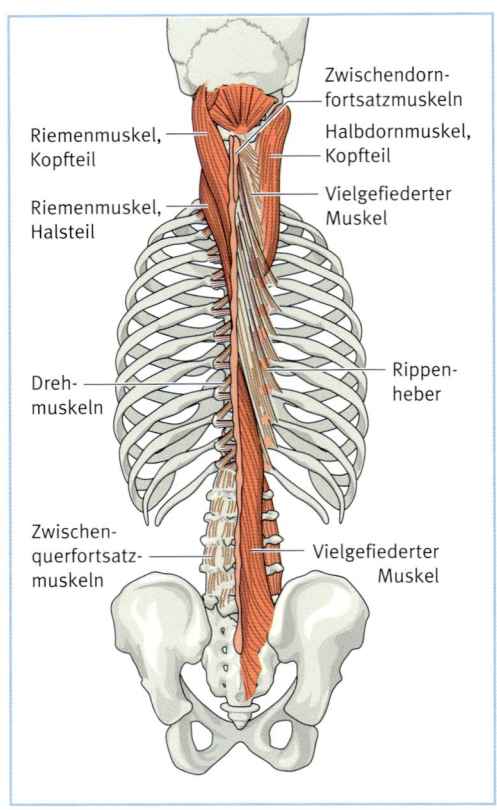

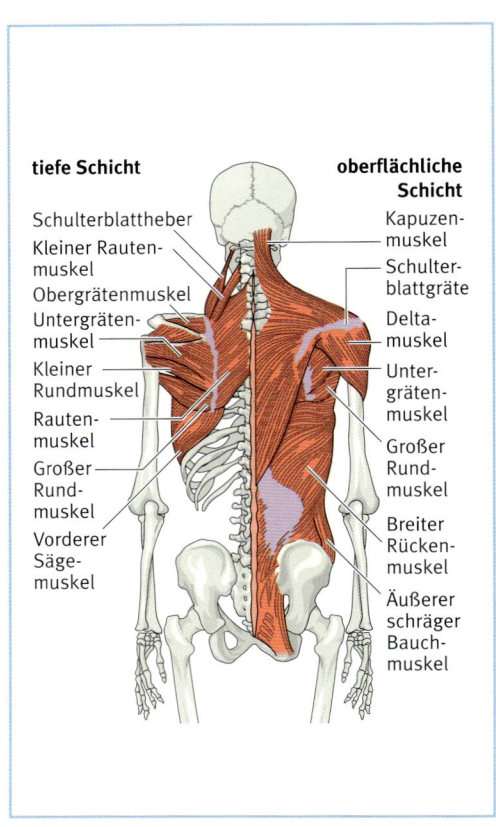

Tiefe Schicht der Rückenstreckmuskeln

Muskeln des Schultergürtels

ihre Aufrichtung im oberen Bereich mitverantwortlich sind, können sie auch die Halswirbelsäule nach hinten neigen; bei einseitiger Kontraktion wirken die Riemenmuskeln bei der Kopfdrehung mit.

Oberflächliche Schicht der Nackenmuskulatur

Die oberflächliche Schicht steht vor allem im Dienst der oberen Extremitäten. Sie ist für die Bewegung der Arme und Schultern verantwortlich. Aber sie verbindet auch Kopf,

Schultern und Arme und stabilisiert ihr Zusammenspiel.

Manche Muskeln verlaufen vom Kopf, vom Hals- und von der Brustwirbelsäule zum Schulterblatt, heben den Schultergürtel, ziehen die Schulterblätter zusammen und stabilisieren die Halswirbelsäule. Deshalb ist auch ihnen eine wichtige Bedeutung beizumessen.

Schulterblattheber

Er liegt dem Riemenmuskel ein Stück weit auf und wird zum größten Teil vom Kapuzenmuskel bedeckt. Er hat seinen Ursprung an den

Querfortsätzen der ersten vier Halswirbelkörper. Sein kräftigster Teil geht vom Atlas aus. Seine sehnigen Fasern enden am oberen Schulterblattwinkel. Der Schulterblattheber unterstützt den Kapuzenmuskel. Wird die Halswirbelsäule festgestellt, hebt er das Schulterblatt nach vorn oben. Ist dagegen das Schulterblatt fixiert, wirkt er auf die Halswirbelsäule streckend und hyperlordosierend. Vorhängende Schultern haben zur Folge, dass der Schulterblattheber seinen Ursprung am Schulterblatt und seinen Ansatz an den Querfortsätzen der Halswirbelsäule hat. Bernd Reinhardt schreibt dazu in seinem Buch »Die große Rückenschule«, Seite 71: »Dies hat zur Folge, dass dieser Muskel ... sich verkürzt und verspannt und durch seine Verkürzung die ersten vier Halswirbelkörper rotiert, auf jeden Fall in eine Fehlstellung bringt, was nun wiederum zu Störungen im Bereich der Kopfgelenke mit den entsprechenden Symptomen führt.«

Kapuzenmuskel

Die oberflächliche Schicht der Nackenmuskeln wird vom Trapez- oder Kapuzenmuskel gebildet. Die untere seitliche Halskontur wird von Teilen dieses Muskels entscheidend geprägt. Er verbindet das Hinterhaupt mit dem Schultergürtel und wirkt auf Schultergürtel und Schulterblatt.

Der Kapuzen- oder Trapezmuskel entspringt breitbasig am Hinterhauptbein sowie an den Dornfortsätzen aller 12 Brustwirbel und zieht zum äußersten Ende des Schlüsselbeins, zur Schulterhöhe und zur Schulterblattgräte. Er untergliedert sich in drei funktionell verschiedene Teile, und zwar in eine absteigende,

quer verlaufende und aufsteigende Partie. Die sog. absteigende Partie, das ist der obere Teil des Trapezmuskels, der im Bereich des Nackens liegt, hebt die Schultern, wobei sie vom Schulterblattheber und dem Rautenmuskel unterstützt wird.

Der mittlere, quer verlaufende Teil des Trapezmuskels zieht beide Schulterblätter zur Wirbelsäule hin zusammen. Der absteigende, untere Teil senkt gemeinsam mit dem kleinen Brustmuskel die Schultern.

Wird der Schultergürtel festgehalten, wirkt er auf Halswirbelsäule und Kopf zurückziehend, lordosierend. Werden gleichzeitig die vorderen Halsmuskeln angespannt, wirkt er, genau wie der Schulterblattheber, wie ein Spannseil, das die Halswirbelsäule stabilisiert: Wenn man die Wirbelsäule mit dem Mast eines

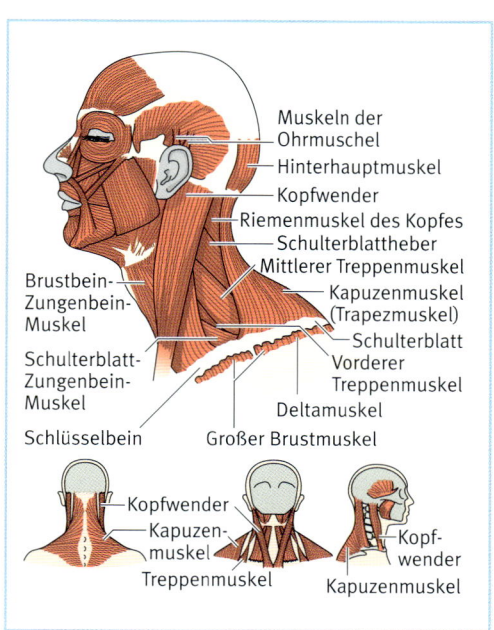

Kapuzenmuskel und Kopfwender

Schiffes vergleicht, stellen die Rückenmuskeln, und dazu gehören auch die Nackenmuskeln, die Spannzüge dar, die den Mast im Lot halten.

Kopfwender

Er gehört eigentlich zur oberflächlichen Muskulatur der Halsvorderseite. Er wird nur vom Halshautmuskel überlagert. In seiner Funktion arbeitet er aber mit der Nackenmuskulatur zusammen. Diese und die beiden Kopfwender sorgen dafür, dass der Kopf auf der Wirbelsäule exakt ausbalanciert und im labilen Gleichgewicht gehalten wird.

Der Kopfwender verbindet den Schädel mit dem vorderen Teil des Schultergürtels und des Brustbeins. Er überquert die Halswirbelsäule, entspringt mit einem Ansatz am Brustbein, mit dem anderen am Schlüsselbein und zieht schräg den Hals empor, bis er am Warzenfortsatz des Schläfenbeins ansetzt. Bei einseitiger Kontraktion des Kopfwenders beugt er die Halswirbelsäule zur Seite oder dreht den Kopf nach der entgegengesetzten Seite.

Bei gleichzeitiger Kontraktion wird der Kopf angehoben oder nach hinten gekippt. Wird die Halslordose durch andere Muskeln aufgehoben bzw. verhindert, können beide Kopfwender eine Beugung der Halswirbelsäule bewirken.

Muskuläres Gleichgewicht im Hals- und Nackenbereich

Die Haltemuskeln haben die Aufgabe, unser Skelett aufrecht zu halten. Im Hals- und Na-ckenbereich gibt es verschiedene Muskeln, die den Hals stabilisieren, sodass der Kopf aufrecht, aber auch gelöst (nicht abgeknickt oder starr) auf der Wirbelsäule im Gleichgewicht ruhen kann.

Zwischen den vorderen Beuge- und den hinteren Streckmuskeln besteht ein erheblicher Kräfteunterschied, der das Zurückziehen des Kopfes begünstigt. Außerdem müssen die hinteren Muskeln den Kopf vor einem Fall nach vorn bewahren.

Die kleinen Nackenmuskeln sind besonders anfällig für Verspannungen, da sie durch eine ungünstige Kopfhaltung überfordert werden. Schmerzen sind fast immer dort zu beklagen, wo die Muskeln am Schädel ansetzen. Überhaupt sind die Ansatzpunkte der Muskeln für schmerzhafte und chronische Verspannungen am anfälligsten.

Je länger wir in einer einseitigen Körperhaltung bleiben (z. B. am Computer oder an einer Maschine), umso länger bleiben bestimmte Muskeln angespannt (bei vorgebeugter Kopfhaltung eben die Nackenmuskeln). Sie verhärten allmählich immer mehr, es bilden sich Muskelknötchen, so genannte Myogelosen. Muskelverspannungen sind auch häufige Ursachen für Rückenschmerzen, die sehr hartnäckig sein können. Die Nackenmuskeln können mit den Halteseilen einer Fahnenstange verglichen werden – ist eines starr oder verkürzt, wird die Stange umgebogen.

Im Fall einer zu steifen Nackenmuskulatur, die eine gesunde Gelenkbeweglichkeit beeinträchtigt, wird die Halswirbelsäule nach vorn gezogen; wenn ein seitlicher Halsmuskelstrang zu stramm ist, wird sie zu einer Seite gebogen. Das muskuläre Gleichgewicht ist dann völlig gestört, und der Kopf kann nicht frei schwebend ausbalanciert werden. Ungünstigerweise werden Bewegungen des Kopfes vor allem durch die großen Muskeln des Halses eingeleitet. Die kleineren Nackenmuskeln, die am Okzipitalgelenk ansetzen, verkümmern dagegen mehr und mehr, verkürzen und verspannen sich. Um die Halswirbelsäule zu stabilisieren, sollte unbedingt der mittlere und untere Teil des Trapezmuskels gestärkt werden, während der obere Teil meistens Dehnung und Lösung nötig hat. Außerdem ist in der verspannten Muskulatur der Bluttransport gestört. Sie ist kaum noch von frischem, sauerstoffreichem Blut durchströmt, dagegen ist das in dem angespannten Gewebe festgehaltene Blut mit Kohlensäure übersäuert, die Stoffwechselschlacken werden ungenügend abtransportiert und sammeln sich in der Muskulatur an.

Es entsteht ein Teufelskreis: Nackenschmerzen führen dazu, dass der Kopf noch steifer gehalten wird, wodurch die Anspannungen noch zunehmen.

Muskuläres Gleichgewicht im Schultergürtel

Balanceverschiebungen wirken sich generell auf die Hals- und Nackenregion aus. Da die meisten Menschen eine Arbeitshaltung einnehmen, bei der mit den Armen nach vorn gearbeitet wird, sind die Brust- und Nackenmuskeln in vollem Einsatz. Häufig werden dabei die Schultern unnötigerweise hochgezogen,

wodurch die Schulterblattheber immer mehr verspannen bzw. sich verkürzen. Die Muskulatur, die die Schulterblätter nach unten zieht, schwächt sich dagegen ab. Anstatt sich bei Armbewegungen nur aus dem Schultergelenk heraus zu bewegen, hat sich der Bewegungsablauf auf das Schulterblatt verschoben. Dadurch wird die Nackenmuskulatur (obere Trapezmuskulatur) bei fast jeder Hand- und Armbewegung aktiviert und kommt kaum noch zur Ruhe. Die eigentliche Armhebemuskulatur (Delta- und Obergrätenmuskulatur) dagegen verkümmert.

Deshalb sollte man im Alltag bewusst darauf achten, wann und wie oft die Schultern (unnötigerweise) hochgezogen werden, etwa wenn man den Telefonhörer zum Ohr führt, eine Kaffeetasse zum Trinken anhebt oder etwas aus einem höheren Regal holen will. Denn auch beim Hochheben des Arms muss nicht die Schulter mit hochgezogen werden.

Mein Rat

So lösen Sie Muskelverspannungen:
- Körperwahrnehmung, um eine ungünstige Kopfhaltung von einer günstigen unterscheiden zu lernen und Dauerkontraktionen zu verhindern
- Dehnung, um Verkrampfungen zu lösen und das Blut im angespannten Gewebe wieder zum Fließen zu bringen
- Kräftigung, um schwache Muskeln für die nötige Stabilisation der Halswirbelsäule bereit und stark zu machen

Das Gewicht der Arme belastet Halswirbelsäule und Nacken

Der Arm hängt am Schulterblatt. Genauer gesagt, ist er über dem Schultergürtel, der aus Schlüsselbein (Clavicula) und Schulterblatt (Scapula) besteht, am Brustkorb aufgehängt.

Die Gelenke von Oberarm und Schulter

Das Oberarm-Schulterblattgelenk, das aus dem Oberarmknochenkopf und der Gelenkfläche am seitlichen Ende des Schulterblatts gebildet wird, ermöglicht dem Arm einen großen Bewegungsspielraum. Es stellt das beweglichste Gelenk des Körpers dar, denn es wird fast nur durch Muskulatur gesichert und kaum durch Knochen eingeschränkt.
Das Schulterblatt, ein dreieckiger Knochen, ist außen an der Schulterhöhe durch ein kleines Gelenk mit dem Schlüsselbein verbunden, das es einerseits begrenzt, aber andererseits seine Stabilität erhöht, denn das Schlüsselbein ist zur Körpermitte hin gelenkig mit dem Brustbein verbunden. Die Stabilität ist sehr wichtig für die Kraftüberleitung von den Armen auf den Brustkorb. Am idealsten gelingt die Kraftübertragung, wenn die Arme nicht vor dem Körper, sondern neben ihm hängen und wenn die Schulter nicht hochgezogen wird. Die gelenkige Verbindung zwischen Schlüsselbein und Brustbein ist übrigens die einzige knöcherne Verbindung von der Schulter zum Rumpf.
Hinten liegt das Schulterblatt dem Brustkorb auf. Es wird über Muskeln auf den Rippen festgehalten. Es »schwimmt« sozusagen in Muskeln und wird »frei schwebend« nur von Muskeln am hinteren Teil des Brustkorbs in Position gehalten. Es gleitet auf den Rippen.

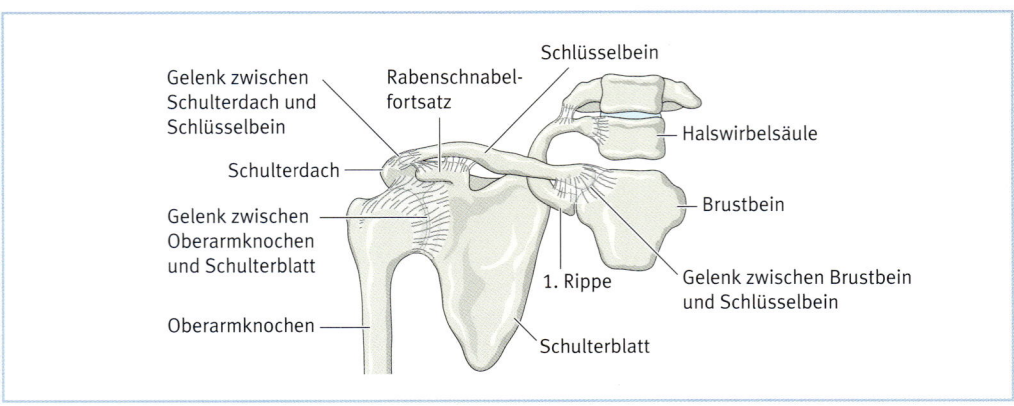

Die knöchernen Strukturen von Oberarm und Schulter

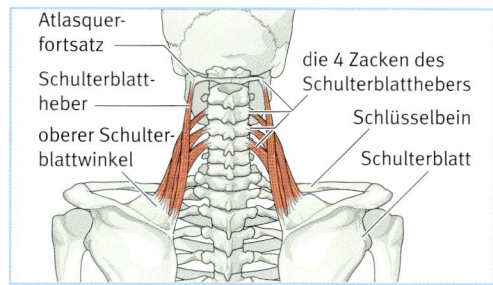

Die Muskelzüge des Schulterblatthebers und ihre Verbindung zur Halswirbelsäule

Der Arm und das Schulterblatt haben viel mehr, als man denkt, mit der Halswirbelsäule und dem Nacken zu tun. Denn das Schulterblatt hängt an Muskelzügen, die an der Halswirbelsäule und am Hinterkopf entspringen. Die Halswirbelsäule fungiert dabei wie der Pfeiler einer Hängebrücke.
Alles, was wir mit den Armen tun und mit ihnen tragen, hängt somit auch an der Halswirbelsäule. Deshalb sollten wir im Alltag ganz besonders auf die Haltung unserer Arme und der Schulterblätter achten.

Die verbindenden Muskeln

Werfen wir noch einmal einen kurzen Blick auf die beiden Muskeln, die Arm und Schulterblatt vor allem mit der Halswirbelsäule und dem Nacken verbinden:
- Der obere Trapezmuskel hält und kippt das Schulterblatt, um Armheben über die Horizontale zu ermöglichen. Er und auch der Schulterblattheber sind vor allem am Heben und an der Drehung des Schulterblatts beteiligt.

Man bedenke, dass dieser große Muskel sich vom Hinterhaupt und den Dornfortsätzen der Halswirbel (sowie Brustwirbel) bis zum Schlüsselbein, dem Schulterdach und dem Schulterblatt erstreckt.
Während sein oberer Teil meistens sehr verspannt ist, ist sein mittlerer Teil, der das Schulterblatt zur Wirbelsäule hin zieht, zu schwach und muss aufgebaut werden, wodurch der Nacken entlastet wird.
- Der Schulterblattheber zieht von den ersten vier Halswirbeln nach schräg vorne bis zum oberen Schulterblattwinkel. Er kann die Schultern hochziehen oder den Kopf in den Nacken ziehen, außerdem den Kopf drehen. Bei dauernd hochgezogenen Schultern ist er schmerzhaft verspannt.

Urzeitlicher Reflex

Beide Muskeln sind übrigens sehr stressanfällig. Man hat herausgefunden, dass sich

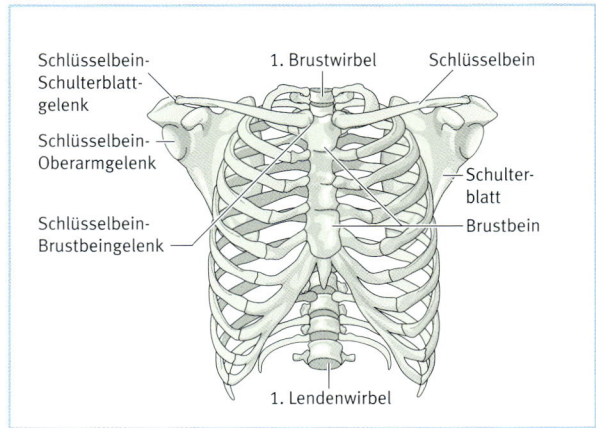

Die Verbindungen von Brustkorb, Brustwirbeln und Schultergelenken

bei Stress und Anspannung zuallererst die Schultermuskeln anspannen. Da wir häufig in einer Daueranspannung leben (dies können auch nur sorgenvolle Gedanken sein), bleiben diese Muskeln meistens chronisch angespannt, ohne Sinn. Man führt dies auf die Urgeschichte des Menschen zurück. Geriet der Steinzeitmensch in eine Gefahr, spannten sich alle Flucht-, aber auch Schutzmuskeln reflexhaft an. Die Schulter-Nackenmuskeln schützen den empfindlichen Hals-Kopfbereich und das Gehirn.

Wenn der Atlas in eine Fehlstellung gezogen wird

Diese beiden umseitig genannten Muskeln sind voll überlastet, wenn wir mit nach vorne hängenden Schultern am Schreibtisch sitzen oder z. B. vor dem Küchentisch stehend hantieren. So auch bei allen anderen Handlungen, die wir mit den Armen vor unserem Körper verrichten. So gut wie immer schiebt man den Kopf dabei nach vorne bzw. in die Richtung, wo man mit den Händen arbeitet und wohin man schaut. Allmählich und kontinuierlich verkürzen sich der Trapez- und Schulterblatthebermuskel. Das Schlüsselbein verliert seine Beweglichkeit, die Brustmuskeln verkürzen sich ebenfalls. Die zu schwachen Rückenmuskeln werden mitsamt dem Schulterblatt hochgezogen.

Durch eine dauernde schlechte Alltagshaltung, die man meist gar nicht mehr bewusst wahrnimmt, weil man sich daran gewöhnt hat, verspannen, verkürzen und verhärten die Schulter-Nacken- sowie die vorderen Brustkorbmuskeln.

Muskelverhärtungen mit Folgen

Dadurch kann besonders der Schulterblattheber den Atlas in eine Fehlstellung ziehen. Infolge dessen und durch die verhärteten Muskeln wird mehr Druck auf Nerven und Arterien ausgeübt. Da der Nacken über besonders viele Rezeptoren verfügt, kann auch das Gleichgewicht gestört sein. Aber auch Schwindel, Kopfschmerzen, Tinnitus sind mögliche Folgen.

Wenn das Armanheben an den Halswirbeln zieht

Eine völlig falsche und sich im Laufe der Zeit sehr schädlich auswirkende Angewohnheit ist das Anheben des Arms mit angehobenen Schultern. Beobachten Sie sich doch einmal im Alltag: Allzu oft hebt man bei jeder Bewegung des Arms auch die Schulter an. Ob beim Anheben der Kaffeetasse, beim Aufdrehen des Marmeladeglases oder beim Führen der Computermaus – die Schulter ist immer dabei. Daraus ergeben sich im Laufe der Zeit chronisch verkürzte Trapez- und Schulterblatthebemuskeln.

Die schmerzen oft, weil die Durchblutung in diesem Gewebe stark gedrosselt ist, und sie ziehen an den Halswirbelkörpern mitsamt dem sensiblen Atlas, dessen Umfeld mit besonders vielen Nerven ausgestattet ist.

Das Schulterblatt beim Heben des Arms

Normalerweise reicht der Deltamuskel aus, um den Arm bis in die Horizontale hochzuheben. Probieren Sie es aus: Heben Sie den Arm hoch, ohne die Schulter anzuheben. Das geht, obwohl wir das im Alltag so gut wie nie so tun (ab heute natürlich schon). Meistens heben wir mit dem Arm die Schulter an. Das Schulterblatt rotiert dabei nicht; es verliert seine Beweglichkeit und bleibt oft dauernd in einer angehobenen Stellung (weil wir die Schulter gar nicht mehr richtig senken). Dabei kommen aber die Brust- und Nackenmuskeln vermehrt zum Einsatz, verkürzen und verspannen. Dann, ab der Horizontalen, muss der Trapezmuskel das Schulterblatt drehen, weil der Arm ansonsten an einem Knochenfortsatz des Schulterblatts oben anstoßen würde. Wird das Schulterblatt aber gekippt, dreht sich auch die Gelenkpfanne leicht aufwärts und der Arm erhält mehr Spielraum.

Eine wichtige und oft unbeachtete Bewegung des Schulterblatts beim Heben des Arms: Das Anheben des Arms beinhaltet ein Absinken des Schulterblatts. Die untere Schulterblattspitze wendet sich nach außen, während der obere hintere Schulterblattrand nach unten kippt. Das Schulterblatt wird um die gerundeten Rippen herum geleitet und nach vorn bewegt. Dies kommt einer Drehbewegung gleich.

Probieren Sie dieses ausgewogene Armheben aus, indem Sie sich vorstellen, dass das Schulterblatt, wie beim Fahrstuhl, als Gegengewicht nach unten sinkt. Wenn der Arm oben ist, spüren Sie, wie er auf dem Schulterblatt ruht. Es stellt für ihn ein Fundament dar. Eine andere hilfreiche Vorstellung: Stellen Sie sich vor, wie die Schulterblätter hinten in die Hosentaschen oder zum Boden hinunterrutschen.

Die Rautenmuskeln stärken

Was es noch zu beachten gibt: Der kleine und große Rautenmuskel, die von der unteren Halswirbelsäule und den ersten vier Brustwirbeln bis zum inneren Rand des Schulterblatts ziehen (und dieses mit der Wirbelsäule verbinden), fixieren es und halten es am Rumpf. Sie unterstützen den oberen Trapezmuskel. Wenn sie stark genug sind, können sie die Nacken-, Schultermuskeln und die Halswirbelsäule entlasten. Kippen die Schulterblattränder nach hinten (»Flügelchen machen«) könnte dies auf eine Schwäche des Rautenmuskels hinweisen. Dieser soll deshalb regelmäßig gekräftigt werden.

Eine gute Übung für jeden Tag: Stellen Sie sich eine Fußlänge vor eine Wand und beugen Sie die Knie ein wenig. Heben Sie dann die Ellenbogen in Schulterhöhe an und drücken Sie sie nach hinten gegen die Wand. Halten Sie dabei die Schultern unten und längen Sie die Halswirbelsäule, als ob Sie ein Buch auf dem Kopf hätten. Und bedenken Sie: Wenn sich die Schulterblattmuskeln beim Armanheben anspannen und die Schulterblätter nach unten ziehen, können die Nackenmuskeln sich erholen. Sie sind erst dann gefragt, wenn die Arme über 90° angehoben werden.

Die Körperhaltung und ihre Bedeutung

Unsere Körperhaltung wird von verschiedenen Faktoren beeinflusst:

- Skelettstatik (Form der Wirbelsäule)
- Psyche (Fühle ich mich ängstlich, zusammengestaucht, niedergeschmettert oder aufgerichtet, stark, mit festem Rückgrat?)
- Muskelfunktionen (muskuläre Balance oder Dysbalance)
- Beweglichkeit der Gelenke
- Dehnbarkeit bzw. Festigkeit der Bänder

Die biomechanisch günstige Haltung

Es gibt für den Menschen eine biomechanisch günstige und eine ungünstige, man kann auch sagen: eine rückenfreundliche und eine rückenunfreundliche Haltung. Die Haltung ist ebenso Ausdruck der Persönlichkeit und des momentanen seelischen Zustandes wie die Folge ökonomischer Belastung unseres Bewegungsapparates.

Jede Bewegung kann ökonomisch ausgeführt werden, d. h. mit geringstmöglichem Kraftaufwand bei größtmöglichem Effekt – kurz gesagt: einfach und Kraft sparend. Je biomechanisch ungünstiger wir uns halten, umso unmöglicher wird dies. Die ideale Haltung zeichnet sich durch eine minimale Belastung der Knochen, Muskeln, Bänder und Bandscheiben aus.

Wir sind ständig der Erdanziehungskraft ausgesetzt und müssen uns gegen diese aufrecht halten bzw. ausrichten. Dies erfordert eine erhebliche Muskelleistung. Es geht nun darum, wie wir uns am ökonomischsten, also mit geringstmöglichem Kraftaufwand, gegen die Schwerkraft aufgerichtet halten können.

In lotrechter Aufrichtung entspannt zu stehen spart Kraft und schützt vor Verspannungen.

Den Körper ins Lot bringen

Wenn wir unseren Körper mit einem Bauwerk vergleichen, kann die Statik entweder stabil oder instabil sein. Stabilität ist dann gewährleistet, wenn ein Körper sich im Lot befindet. Das Lot, das immer durch den Körperschwerpunkt geht, muss sich noch innerhalb der Standfläche (= Unterstützungsfläche) befinden. Je weiter wir uns mit einem Körperteil von der Lotlinie entfernen, umso mehr Muskelkraft ist notwendig, um wieder ins Lot zu-

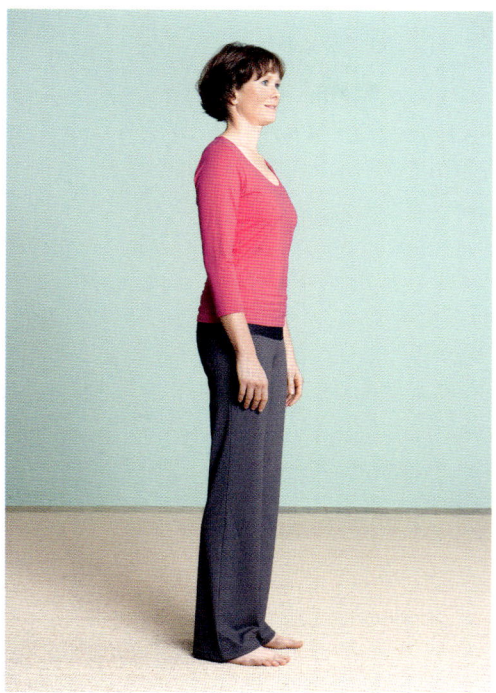

Die biomechanisch günstige Haltung
im Stehen

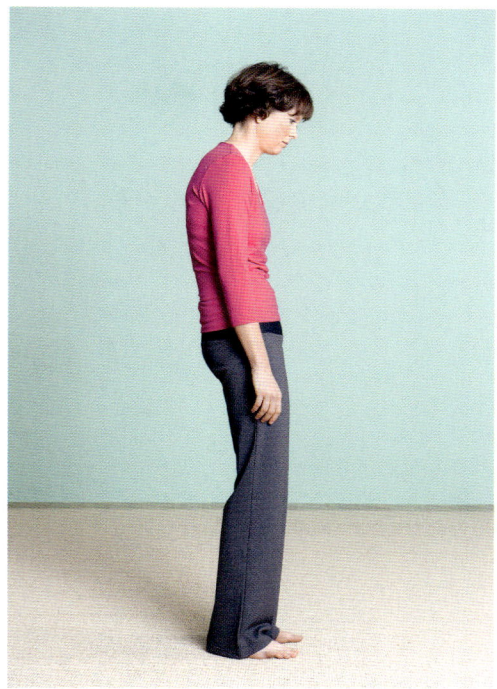

So besser nicht: Schlechte Haltung führt zu
Verspannungen!

rückzufinden, damit wir nicht umfallen. Wir befinden uns aber nicht in einem stabilen Gleichgewicht, sondern in einem labilen, denn der Körperschwerpunkt verschiebt sich immer wieder, sobald wir uns bewegen bzw. unsere Lage verändern. Wenn wir uns nur ein wenig vorbeugen, verschiebt sich der Körperschwerpunkt nach vorn.

Die Erdanziehungskraft sowie Drehmomente wirken auf uns ein. Um nicht umzufallen, müssen die hinteren Muskeln sich mehr anspannen.

Wird der Kopf zu lange vorgebeugt gehalten oder die Halswirbelsäule dauernd oder über lange Zeit zu weit nach vorn, also vor die Lotlinie, geschoben, muss die Nackenmuskulatur erheblich mehr Arbeit leisten, damit der Kopf vorn nicht der nach unten ziehenden Schwerkraft nachgibt. Die hintere Muskulatur wird also in eine Dauerspannung versetzt.

Die ausgeglichene Statik

Bei einer harmonisch ausgeglichenen Statik befindet sich der Körperschwerpunkt etwa zwischen Bauchnabel und viertem Lendenwirbel. Die Lotlinie verläuft beim aufrechten Stand, vom äußeren Gehörgang ausgehend, durch Schulter, Hüft- und Kniegelenk und fällt kurz vor dem Fußknöchel auf die Standfläche.

Sie berührt vorn den siebten Hals-, zwölften Brust- und fünften Lendenwirbel.
Gerät ein Körperteil aus dem Lot, müssen auch die benachbarten Wirbelsäulensegmente ihre Position verändern, um wieder ein künstliches Gleichgewicht herzustellen. So hat eine vorgeschobene Halswirbelsäule meistens einen Rundrücken im Brustwirbelsäulenbereich und weiter unten ein Hohlkreuz zur Folge.

Typische Fehlhaltung im Sitzen

Typisch für Menschen unseres Kulturkreises und besonders für solche, die viel sitzen – etwa vor dem Schreibtisch oder am Computer, aber auch am Zeichenbrett, in der Fabrik oder an der Kasse –, ist, dass zu der vorgezogenen Halswirbelsäule noch ein nach hinten gezogener Kopf kommt. Sitzen wir am Tisch oder Schreibtisch, müssen wir fast immer den Kopf ins Genick nehmen, wenn wir einen weiter weg befindlichen Gegenstand beobachten oder mit jemandem neben oder etwas entfernt von uns reden wollen. Besonders belastet werden dabei die obersten Kopfgelenke zwischen Schädel und Atlas (Okzipitalgelenk), denn sie müssen dauernd in einer extremen Stellung ausharren. Aber auch der Übergang zwischen Hals- und Brustwirbelsäule (siebter Halswirbel) ist starken Belastungen und Spannungen ausgesetzt.
Nach jahrelang auf diese Art und Weise eingenommener Kopfhaltung bildet sich häufig ein kleiner »Buckel« in diesem Bereich. Außerdem entstehen Verengungen zwischen

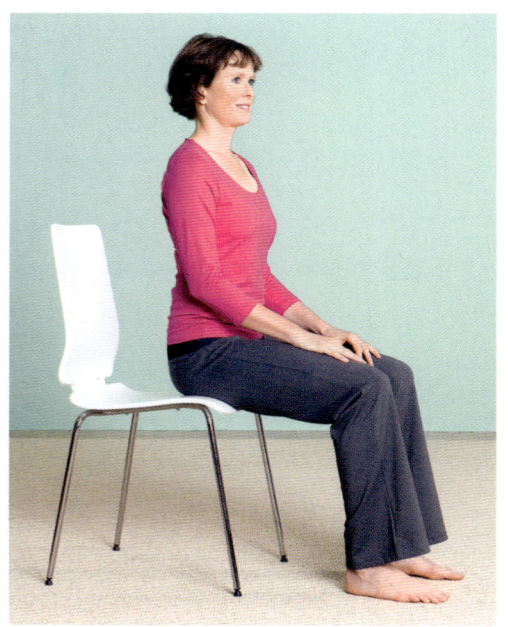 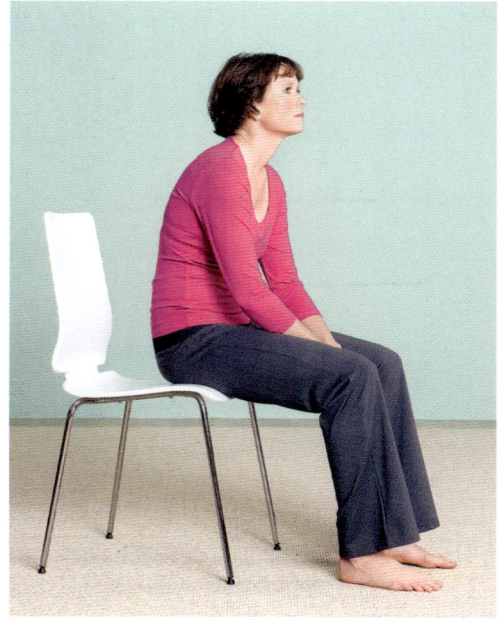

Günstige (links) und ungünstige Haltung (rechts) beim Sitzen

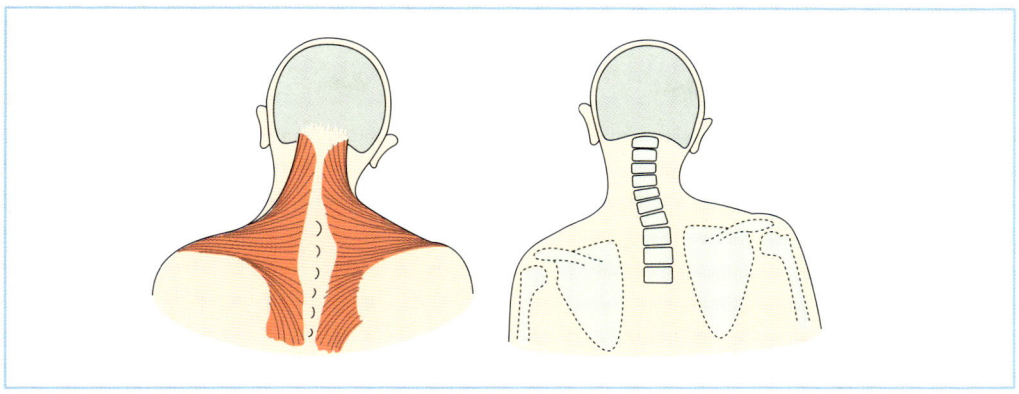

Eine Dysbalance der Halswirbelsäule hat die einseitige Verkürzung und Verspannung der Schulter- und Halsmuskulatur zur Folge.

den Halswirbelkörpern, wodurch die Nervenausgangspunkte und Blutgefäße in diesem Abschnitt zusammengedrückt werden (siehe auch S. 16).

Aus der Dauerfehlhaltung von Halswirbelsäule und Kopf, die für unsere Kopfgelenke immer mehr zum Normalzustand wird und auch unser Gehirn allmählich als »normal« interpretiert, resultieren mit den Jahren degenerative, aber manchmal auch entzündliche Veränderungen des Bindegewebes innerhalb einzelner Bewegungssegmente und in den dazugehörigen Muskelfaszien (den Muskel umhüllenden Muskelhäuten). Dies gilt für die kleinen Wirbelbogengelenke genauso wie für die Bandscheiben.

Es ist deshalb von größter Wichtigkeit, zunächst seine eigene Haltung wahrzunehmen, sich die Gefahren des Überstrapazierens einzelner Körperpartien (Muskeln, Bänder, Gelenke, Bandscheiben) klar zu machen, aber auch die des Schonens anderer (Abschwächung).

Balance des Kopfes

Der Mensch muss sich von falschen Bewegungsmustern befreien. Negative Spannungsfelder im ganzen Körper werden durch Dysbalancen von Kopf, Hals und Rumpf hervorgerufen. Ein gut ausbalancierter Kopf ist Voraussetzung nicht nur für eine gute, ausgeglichene Haltung, sondern auch für die innere Körperharmonie.

Die erste Haltungsregel

Deshalb betonte F. M. Alexander, Begründer der Alexander-Technik (Neue Körperharmonie durch natürliche Bewegung), stets die erste Haltungsregel: Die Nackenmuskeln lockern, sodass der Nacken frei bewegt und der Kopf fein ausbalanciert auf der Halswirbelsäule gehalten werden kann.

Nur dann lastet kein einseitiger schädlicher Druck auf den Okzipitalgelenken. Alexander fand heraus, dass nur wenn diese obersten

Gelenke frei und ohne Druck sind, auch alle anderen Gelenke im Körper frei sein können. Sind die Kopfgelenke jedoch blockiert, zum Beispiel durch eine falsche Kopfhaltung, kommt es unweigerlich zu Verkrampfungen im Hals-, Nacken- sowie Schulterbereich, und alle anderen Gelenke im Körper werden negativ beeinflusst. So ist ein gut ausbalancierter Kopf nach Alexander absolute Grundvoraussetzung für die optimale Ausrichtung des ganzen Körpers.

Der Kopf – ein Schwergewicht

Jedoch ist der Kopf relativ schwer – er wiegt immerhin sieben Kilogramm. Während sein Drehpunkt in den Okzipitalgelenken liegt, befindet sich sein Schwerpunkt vor der Halswirbelsäule. Der vordere Teil (Gesichtsschädel) ist schwerer als der hintere und bringt die

Mein Rat

In Bezug auf die Haltung gilt es, zwei Dinge zu lernen:

- Haltungswahrnehmung: Erlernen des ökonomischen Gebrauchs der Wirbelsäule im Alltag (etwa beim Sitzen, siehe Abb. S. 30).
- Wirbelsäulenhygiene: Erlernen entsprechender Übungen, die es einem erleichtern, die günstige Haltung bei den verschiedensten Tätigkeiten einzunehmen und über längere Zeit halten zu können.

Halswirbelsäule in Gefahr, nach vorn durchzubiegen.

Ein nach vorn geschobener Kopf hat immer zur Folge, dass die obersten Gelenke der Wirbelsäule am Übergang zum Schädel (Kopfgelenke) einseitig abgenutzt werden. Ist der zurückgezogene Kopf zur dauernden Fehlhaltung geworden, was sehr häufig vorkommt, ohne dass man dies bewusst wahrnimmt, müssen die Kopfgelenke in einer ständigen Endstellung verharren und beginnen zu schmerzen. Es kommt zu Blockierungen und vor allem zu einem muskulären Ungleichgewicht.

Eigentlich schützt eine kräftige Nackenmuskulatur den Kopf vor dem Abkippen nach vorn.

Allerdings sind die Nackenmuskeln bei vorwiegend vorgebeugten (Arbeits-)Haltungen meistens gänzlich überbeansprucht und zu dauernder Haltearbeit gezwungen. Sie verkürzen sich und vermögen bald nicht mehr, sich zu entspannen. Die vordere Halsbeugemuskulatur dagegen, die den Kopf vor dem Nachhintenfallen bewahrt, bildet sich immer mehr zurück. Nur wenn die vordere und hintere Muskulatur im Gleichgewicht sind und zusammenarbeiten, kann der Kopf gut ausbalanciert und entspannt auf der Halswirbelsäule gehalten werden.

Dysbalancen dagegen führen zu Verspannungen, schnelleren Abnutzungen, Störungen und Beschwerden. Sie resultieren häufig aus dauernd wieder eingenommenen Arbeits- und Gewohnheitshaltungen und Arbeitsplätzen, die kaum Bewegungsspielraum zulassen.

Einseitiger Schulterhochstand

Übrigens kann die Halswirbelsäule auch zu einer Seite hin gebogen sein. Ein Ohr ist dann der seitengleichen Schulter näher als das andere Ohr der anderen Schulter. Da die eine Schulter etwas höher steht als die andere, sind die Schulter- und Nackenmuskeln auf einer Seite kürzer und meist verkrampfter als auf der anderen.

Auch diese schiefe Haltung des Halses wird durch einseitige Bewegungs- und Arbeitsabläufe sowie -haltungen begünstigt.

Problemarbeitsplatz Computer

Der Mensch ist auf Bewegung »programmiert«. Bewegungsmangel ist die Zivilisationskrankheit des 21. Jahrhunderts überhaupt. Ganz besonders gesundheitsschädlich für die Wirbelsäule, und vor allem auch für die Halswirbelsäule, hat sich die Haltung vor der »Sitzmaschine« Computer erwiesen.

Ungünstig – die »Fragezeichen«-Haltung vor dem Bildschirm

Durch stundenlanges Sitzen in einer angespannten, starren Haltung kommt es mehr denn je zu Schulter-, Nacken- und auch Augenschmerzen.

Häufig sinkt man in der Haltung immer mehr zusammen, die Brustwirbelsäule rundet sich, der Kopf hängt nach vorne und der Hinterkopf wird in den Nacken genommen. Die Halswirbelsäule verbiegt sich mehr und mehr nach vorne. Wie wir schon gelesen haben, ist dies

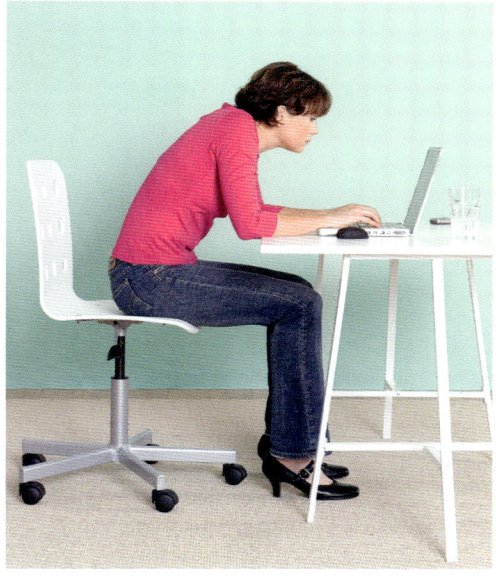

In dieser Haltung kommt es mehr denn je zu Schulter-, Nacken- und auch Augenschmerzen.

die ungünstigste Haltung überhaupt für die Halswirbelsäule.

Achten Sie deshalb unbedingt gerade am Computer auf eine aufrechte Sitzposition. Der Schreibtischstuhl sollte nicht zu niedrig eingestellt sein. Die Knie sollten auf gleicher Höhe wie die Hüften sein oder besser noch etwas tiefer. Das Becken darf leicht erhöht sein. Die Füße sollten nicht baumeln, sondern flach auf dem Boden stehen, gegebenenfalls auf einer Fußstütze. Die Wirbelsäule richtet sich aufrecht über dem Becken auf.

Stuhl und Tisch richtig einstellen

Die Oberkante des Bildschirms sollte sich in Augenhöhe oder darunter befinden. Versuchen Sie, die Schultern nicht nach vorn zu

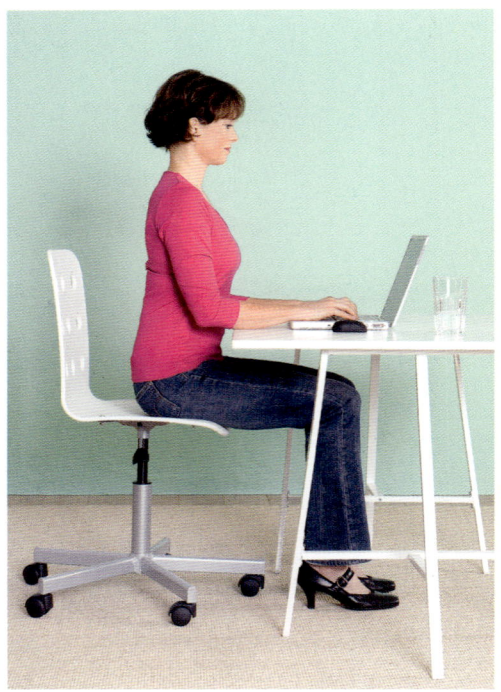

Achten Sie am Computer immer auf eine aufrechte Sitzposition.

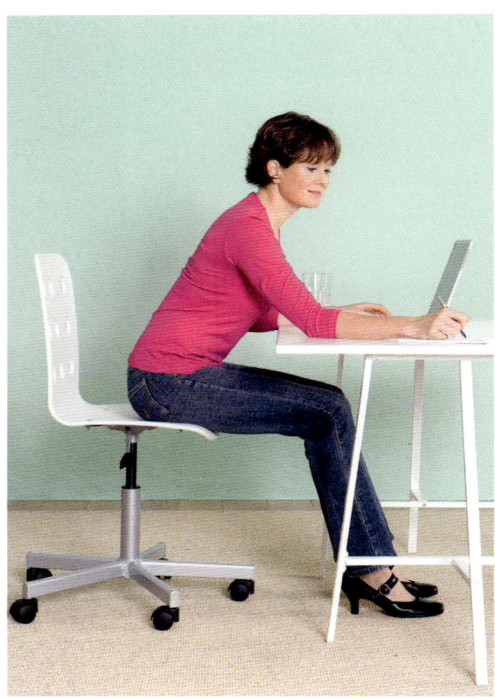

Das Vorbeugen sollte mit geradem Rücken und aus den Hüften erfolgen.

kippen und auch nicht übermäßig stramm nach hinten zu ziehen, sondern bequem »in der Mitte« zu halten. Die Unterarme sollten waagrecht auf der Tischfläche aufliegen können. Falls Sie sich am Schreibtisch gerne nach vorne beugen, sollte der Stuhl so nah wie möglich an den Tisch geschoben werden. Das Vorbeugen sollte mit geradem Rücken und aus den Hüftgelenken heraus erfolgen.

Ausgleichsübungen einschalten

Für alle, die am PC arbeiten, gilt, neben der Haltungskontrolle sehr häufig zwischendurch Ausgleichsbewegungen, Lockerungsübungen für die Schulterpartie und gezielte Schulter-/Nackenübungen zu machen, wie sie in diesem Buch beschrieben werden.

Störanfälligkeit der Halswirbelsäule und ihre Folgen

Die Tendenz der Wirbelkörper, im Alter an ihren Grenzflächen Kalk anzulagern, kann für die Blutgefäße und austretenden Nerven negative Folgen haben, da mehr Druck auf sie ausgeübt wird. Auch Bandscheibenschäden und Knochen- sowie Gelenkabnutzungen nehmen im Allgemeinen mit den Jahren zu.

Dadurch werden die Gefäße im Hals- und Nackenbereich stärker eingeengt und die Blutversorgung des Gehirns und des Innenohrs wird gedrosselt.

Fehlhaltungen und seelischer Stress verstärken das Problem

Wenn dann noch häufig eingenommene Fehlhaltungen oder Extremstellungen (z. B. Einklemmen des Telefonhörers zwischen Ohr und Schulter oder Überkopfarbeiten wie beim Aufhängen von Vorhängen) und damit chronisch erhöhte Muskelspannungen hinzukommen, können schnell Kopfschmerzen, Migräne, Schwindel, eine verminderte Durchblutung im Innenohr oder Gleichgewichtsstörungen entstehen.

Eine chronisch erhöhte Muskelanspannung wird aber auch sehr häufig durch seelische Probleme ausgelöst. Sorgen, Leistungsdruck, Versagensangst oder andere Ängste, Stress, blinde Wut oder Zorn über eine Ungerechtigkeit lasten oft zentnerschwer auf unseren Schultern. Da dann die Blutgefäße und Nerven innerhalb der Muskelschichten und in den Zwischenwirbellöchern dauernd gedrückt werden, kommt es zu unangenehmen chronischen Verspannungen und Schmerzzuständen.

Nervendurchtrittspunkte an der Schädelbasis

Ganz besonders gefährdet durch eine einseitige Kopfhaltung, wie sie im vorherigen Kapitel beschrieben ist, sind die Nervendurchtrittspunkte an der Schädelbasis. Gerade in dieser Region treten viele sensible, ventrale und dorsale Nervenäste ein und aus. Durch eine ungünstige Kopfhaltung, bei der der Hinterkopf zu sehr im Nacken gehalten wird (siehe Abb. S. 30 oder 33), werden diese Nervendurchtrittspunkte zu sehr zusammengedrückt. Außerdem üben die verspannten kleinen Nackenmuskeln einen ungünstigen Druck auf die kleinen Nerven aus.

Der Spannungskopfschmerz wird übrigens auf eine oft anhaltend krampfartige Kontraktion der Nackenmuskeln zurückgeführt. Häufig wird dadurch Druck auf einen Hinterhauptnerv ausgelöst. Deshalb sind gedehnte, gelöste Muskeln im oberen Nackenbereich besonders wichtig.

Oft können Wärmeanwendungen lindernd bei Nackenschmerzen wirken. Aber auch eine Massage oder das Akupressieren dieser Punkte sind hilfreich und wohltuend (siehe S. 112 ff.).

Mein Rat

Als allgemeine Haltungsregel, die ein muskuläres Gleichgewicht in der Schulter-, Hals- und Nackenregion herstellt, gilt: Kinn zurück, Nacken lang, Schultern tief.

Mit Haltungswahrnehmung, Dehnungs-, Entspannungs- und Atemübungen können Sie den Teufelskreis von Anspannung, Schmerz und erneuter Anspannung durchbrechen. Üben Sie mit, und bleiben oder werden Sie gesund!

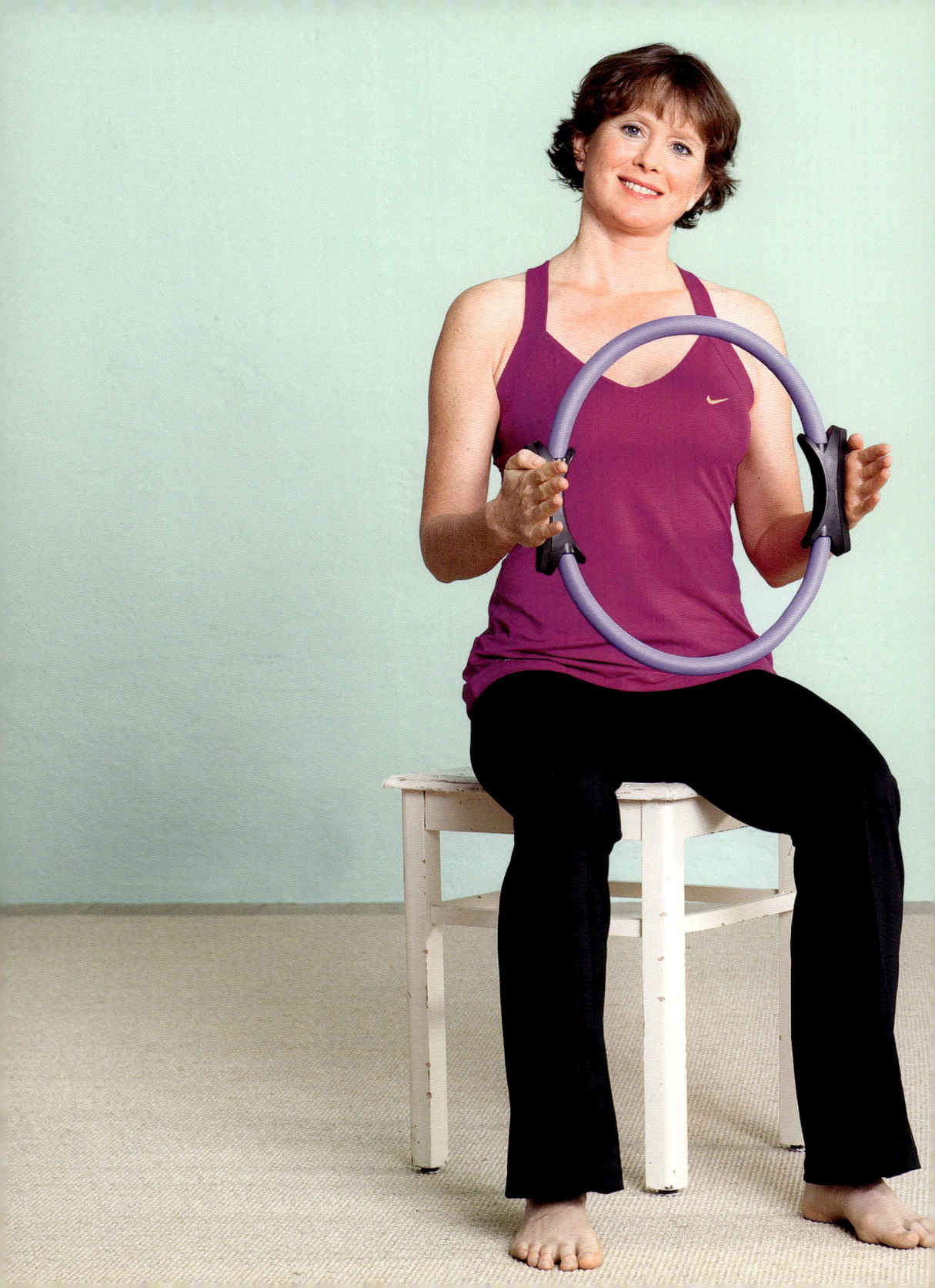

Übungsprogramme für Hals, Nacken und Schultern

Nacken- und Schulterverspannungen, Kopfweh und Rückenschmerzen –

unsere Lebens- und Arbeitswelt beschert heute fast jedem zeitweise oder

chronisch solche Erfahrungen. Die folgenden Seiten bieten Ihnen eine

breite Auswahl an Übungsprogrammen, mit denen Sie Verspannungen

vorbeugen und bestehende Beschwerden lindern können. Viele Übungen

lassen sich auch leicht am Arbeitsplatz oder in Pausen durchführen.

Lockerungs- und Wahrnehmungsübungen

Beginnen Sie jedes Übungsprogramm mit Lockerungsübungen, um den ganzen Organismus zu erwärmen und auf die Aktivität einzustimmen. Die zu trainierenden Muskeln, Gelenke, Sehnen und Bänder werden dadurch gut durchblutet und vorbereitet. Ein erwärmter Muskel ist besser zu dehnen und zu trainieren, ein gelöstes Gelenk leichter zu beanspruchen als ein »kaltes«. Verletzungen wie Zerrungen werden verhindert, Muskelkater wird vermieden bzw. vermindert. Außerdem werden auch Herz und Kreislauf angeregt.

Für Lockerungsübungen eignen sich alle möglichen Schwünge und Kreise mit den Armen und Schultern: Pendelschwünge, Achterschwünge etc. Angenehm sind auch Schüttelbewegungen mit den Armen oder Schultern.

Körperwahrnehmung und Körpergefühl

Die meisten Bewegungsabläufe, die wir täglich ausführen, finden unbewusst und automatisch statt.

Jeder hat seine individuellen, stereotypen Bewegungsabläufe entwickelt. Ob wir gehen, stehen, sitzen, uns bewegen, spielen, essen, schreiben, Hausarbeiten verrichten, Auto fahren oder am Computer arbeiten, immer wieder nehmen wir die gleiche Haltung ein und führen unsere standardisierten Bewegungsabläufe aus. Wir müssen zuallererst damit beginnen, das eigene Körpergefühl wieder zu schulen und neu zu entwickeln. Dann kann sich der Übende auch im Alltag besser kontrollieren und seine Haltung positiv korrigieren.

Körperbewusstsein setzt voraus, dass wir fähig sind, Spannungsverhältnisse unseres eigenen Körpers wahrzunehmen. Den meisten Menschen ist dieses Bewusstsein verloren gegangen. Unökonomische, schädliche Bewegungen und Haltungen werden nicht mehr erkannt. Unsere verschobene Kopfhaltung oder Rundrückenhaltung bleibt in allen Situationen erhalten; die angespannten Schultern verharren in Dauerspannung.

Aus irgendeinem Grund haben wir eine Fehlhaltung erlernt und nehmen sie nicht mehr als schädlich, sondern als normal wahr. »Normal« wäre, dass ein Muskel nach erfolgter zweckmäßiger Kontraktion oder Dehnung sofort wieder in seine Ausgangslage (Grund-

Mein Rat

Erkennen Sie Ihre individuellen Haltungs- und Bewegungsgewohnheiten. Lernen Sie, die schädlichen Haltungsmuster in günstige umzuwandeln. Ein Umdenken ist nötig. Erinnern Sie sich immer wieder daran, und wenden Sie die neuen Erkenntnisse täglich an, bis das harmonischere Haltungs- und Bewegungsmuster sich festgesetzt hat (Automatisation).

spannung) zurückkehrt – das gelingt bei der statischen Dauerspannung nicht mehr.

Der einzige Ausweg: Wir müssen lernen, wieder sensibel zu werden für unseren Körper und seine Zustände. Wir müssen wieder lernen, in unseren Körper hineinzuhorchen, ihn zu erfühlen, zu ertasten und negative wie positive Bewegungsmuster zu erkennen, zu unterscheiden und richtig zu interpretieren. Nach der Erkenntnis und Bewusstmachung der Haltung (Körperwahrnehmung) erfolgt die Korrektur (mit Hilfe von Übungen), dann die Automatisation durch häufige Wiederholungen der Haltungs- und Bewegungsübungen. Lernübungen, die ein Gleichgewicht der Hals-, Nacken- und Schultermuskeln bewirken, finden Sie in den folgenden Übungsprogrammen.

Wahrnehmungsübungen für die Halswirbelsäule

Diese Übungen helfen Ihnen, Ihre gewohnheitsmäßige und eine günstige Haltung des Kopfes und der Halswirbelsäule wahrzunehmen und zu unterscheiden.

Grundübung

1 Setzen Sie sich auf einen Stuhl, evtl. vor einen Tisch. Sitzen Sie so, wie Sie normalerweise sitzen, ohne sich anzustrengen oder »gut« sitzen zu wollen. Sinken Sie bewusst etwas in sich zusammen, so wie wir es täglich gewohnheitsmäßig immer wieder tun. Spüren Sie, wie der Rücken dabei rund wird und sich die Halswirbelsäule nach vorn schiebt?

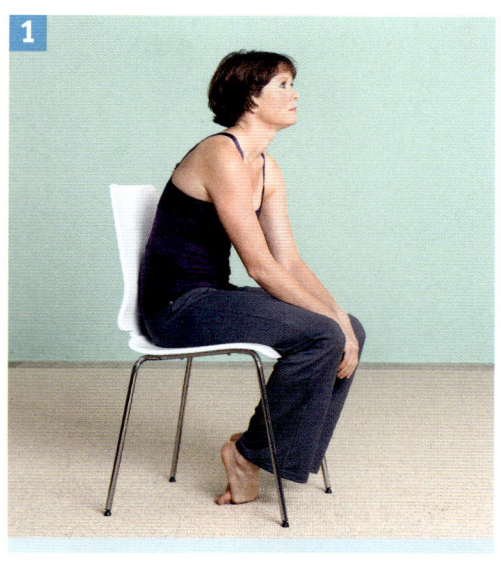

Blicken Sie nun von unten (z. B. von der Tischplatte) leicht nach oben, als ob Sie etwas, das sich neben oder etwas entfernt von Ihnen befindet, beobachten wollten. Spüren Sie, wie der Hinterkopf dabei etwas nach hinten unten gezogen wird?

Richten Sie nun Ihre Konzentration bewusst auf die Schädelbasis, wo die Wirbelsäule endet und sich dreht.

Dort wird der Hinterkopf von den meist verkürzten kleinen Nackenmuskeln so nach hinten gezogen, als ob Sie ihn zwischen die Schulterblätter ziehen wollten.

Können Sie sich vorstellen, wie dabei die kleinen Kopf- und Wirbelgelenke einseitig abgenützt werden? Nehmen Sie wahr, wie durch diese Fehlhaltung die Vorderseite des Halses überdehnt wird, während die Rückseite zusammensinkt, sich verkürzt?

Beobachten Sie sich zunächst vor einem Spiegel.

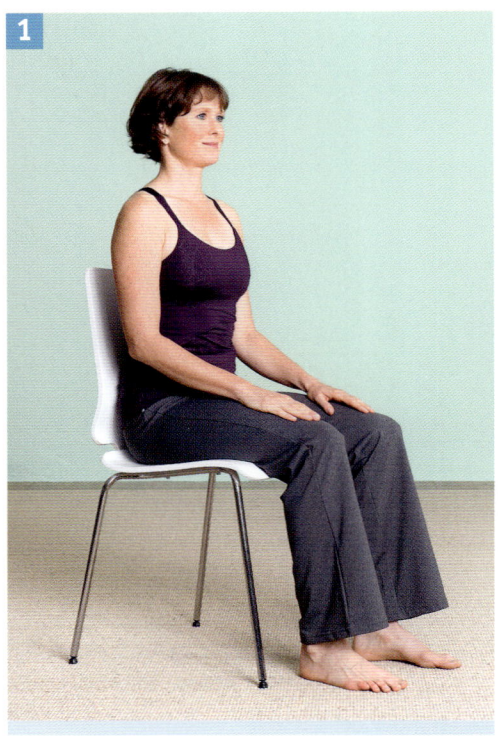

1 Nun richten Sie sich auf dem Stuhl auf und stellen sich vor, dass aus der Mitte Ihres Kopfes ein Faden herausragt. Stellen Sie sich vor, dass Sie an diesem Faden zur Decke hochgezogen werden oder dass Sie ein Buch auf dem Kopf zur Decke hochschieben wollen. Spüren Sie, wie der Nacken und die Wirbelsäule lang werden?

Lassen Sie dabei die Schultern nach unten hängen, und fühlen Sie, wie die Kopfhaltung und die Kopfgelenke freier werden.

Achten Sie aber darauf, das Kinn nicht anzuheben und die Stirn nicht zur Decke hochzuschieben. Das Kinn sollte nicht zu hoch, aber auch nicht zu tief genommen werden. Halten Sie es so, dass Sie geradeaus schauen.

Weitere Wahrnehmungsübungen

2 Erfühlen Sie die Halswirbelsäule, indem Sie den rechten Mittelfinger in die Kuhle in der unteren Mitte des Hinterkopfes legen und mit dem Zeigefinger der anderen Hand von dort über die Wirbelkörper der Halswirbelsäule bis zu dem hervorstehenden siebten Halswirbel gleiten. Wiederholen Sie diese ertastende Streichbewegung einige Male, nehmen Sie dabei Ihre Halswirbelsäule mit den einzelnen Wirbeln und in ihrer Ganzheit bewusst wahr.

3 Legen Sie den rechten Mittelfinger wieder in die Kuhle in der Mitte des Hinterkopfes. Die Finger der anderen Hand legen Sie auf die Dornfortsätze der Halswirbelkörper. Die Halswirbelsäule gegen die Finger dieser Hand nach hinten drücken, einige Sekunden so halten, dann die Halswirbelkörper nach vorn drücken. Nehmen Sie dabei die Bewegung der Halswirbelsäule bewusst wahr – fühlen Sie, wie sie sich streckt und krümmt.

4 Gleiche Fingerstellung wie vorher, aber den Kopf einmal zur linken, danach zur rechten Seite beugen. Die seitliche Bewegung der Halswirbelsäule bewusst wahrnehmen.

5 Sinken Sie in sich zusammen, und nehmen Sie den Kopf etwas in den Nacken (unbewusst sitzen Sie sicherlich immer wieder so). Legen Sie wieder die Finger einer Hand auf die Dornfortsätze der Halswirbelkörper. Nun schieben Sie den Kopf, wie in der Grundübung beschrieben, nach oben und erfühlen mit den Fingern die Bewegung und Veränderung in der Halswirbelsäule.

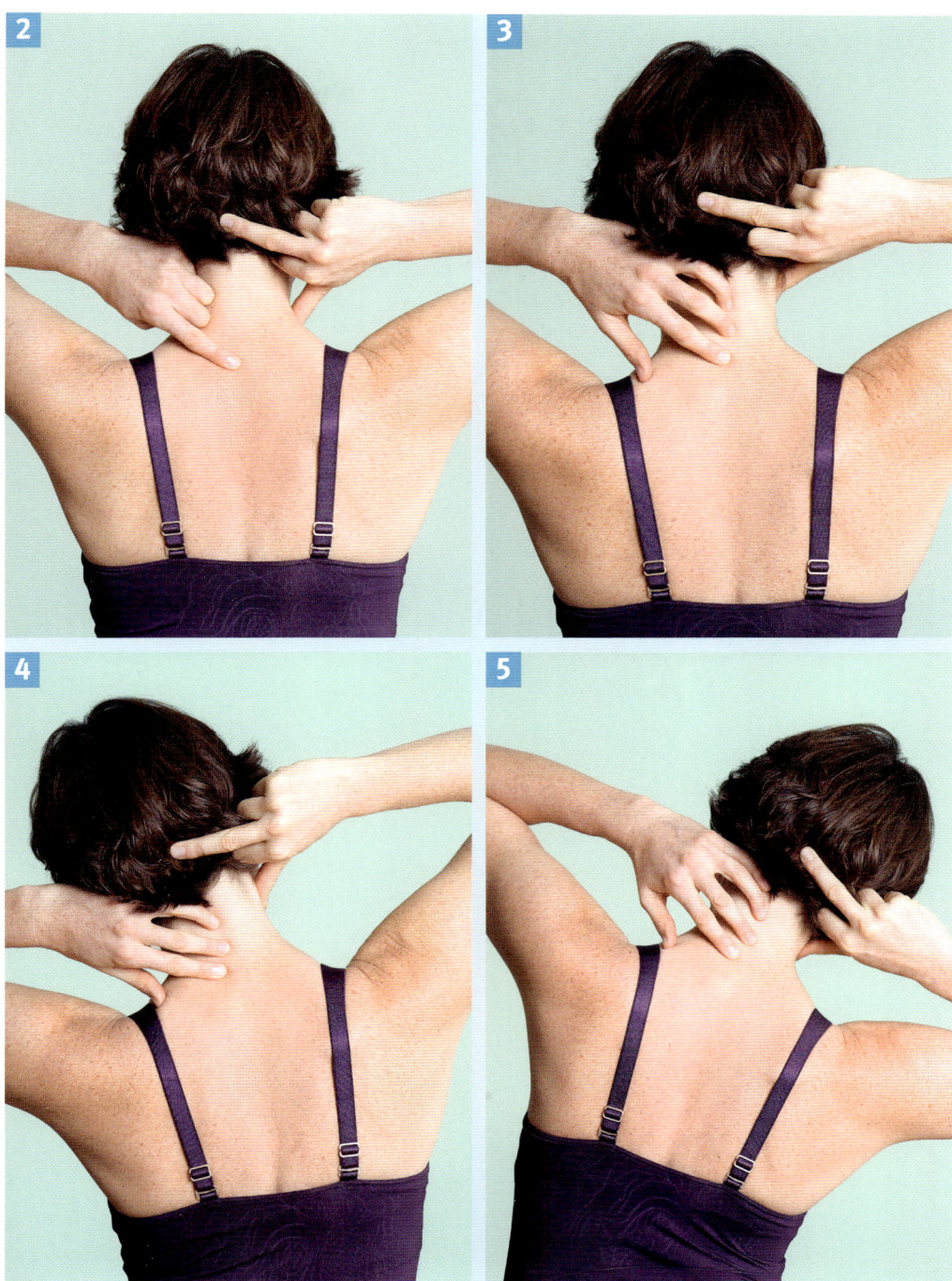

Dehnung, Entspannung und Kräftigung

Dehnung bedeutet grundsätzlich die passive Verlängerung eines Muskels durch äußere Kräfte, damit dieser an Elastizität gewinnt. Schon allein durch die bewusste (geistige) Entspannung (Relaxation) kann bei einem verkürzten Muskel ein Längenzuwachs erreicht werden.

Bei einem stark verkürzten Muskel sind allerdings intensivere Dehnungsübungen nötig. Dabei ist immer zu beachten, dass eine Muskelverlängerung weniger durch eine Erhöhung des Dehnungszuges zustande kommt als durch das Nachgeben des Muskels.

Die Muskeln werden kürzer

Über lange Zeit verkürzte, also dauerverspannte Muskulatur (häufig die Nackenmuskeln) lässt das Bindegewebe verkleben und macht es ungeschmeidig. Dehnung und Relaxation lassen den Spannungstonus der Muskulatur sinken und sie weich und geschmeidig werden. Ein verkürzter Muskel erlaubt keine freie Gelenkbewegung mehr. Bevor man jedoch an ein sanftes Mobilisieren geht, sollten Verspannungen zuerst bewusst gemacht und dann gelöst werden. Denn die Fähigkeit »loszulassen« ist oftmals verloren gegangen. Stress und Leistungsdruck führen immer mehr zu innerlichen und muskulären Verspannungen. Häufig ist sogar der Atem verkrampft und oberflächlich. So muss die Entspannung, genau wie das tiefe, gelöste (Durch-)Atmen,

erst wieder gelernt werden. Verspannte Muskeln sind in ihrer Elastizität vermindert. Verkürzte Muskeln führen dazu, dass das Gelenk, mit dem sie verbunden sind, wesentlich höheren Belastungen ausgesetzt ist.

Elastizität und Kraft ergänzen sich

Entspannung und Dehnung erhöhen sowohl die Elastizität als auch den Stoffwechsel des Muskels, außerdem die Beweglichkeit des dazugehörigen Gelenks.

Jedoch muss auch berücksichtigt werden, dass Mobilität (ausgeprägte Beweglichkeit) immer auch einen Verlust an Stabilität bedeutet. Deshalb dürfen Kräftigungsübungen in keinem Übungsprogramm fehlen.

Dehnen und Entspannen machen nicht nur beweglicher, sondern auch »freier«, weiter – in der Atmung und im Kopf. Nerven und Blutgefäße werden weniger gedrückt und eingezwängt, sie erhalten mehr Sauerstoff. Entspannung heißt auch, sich das Schweregefühl eines Körperteils oder einer Körperregion bewusst zu machen. Das Erleben der Eigenschwere lässt das Körpergefühl entstehen und gilt als Voraussetzung zur Entspannung. Wenn wir lernen, die Schwere der Schulter zu fühlen, können wir sie und damit die erhöhte Anspannung dort loslassen. Es tut gut, so das Gewicht jedes Körperteils zu erleben und loszulassen. Schon allein durch diese Art der Relaxation wird ein Längenzuwachs des Muskels erreicht.

Sehr entspannend wirken auch Atemübungen. Man kann lernen, den Atem in alle Körperregionen und bis in die entfernteste Zelle zu »schicken«. Beim Dehnen wirkt der bewusste Atem unterstützend und macht die Übung leichter und effektiver. Das Beobachten des Atems entspannt zusätzlich.

Dehnungsmethoden

Beim Dehnen muss man berücksichtigen, dass der Muskel zunächst mit einer Kontraktion (Anspannung) reagiert, wenn er arbeitet oder in eine Dehnposition gebracht wird. Das Zusammenziehen ist ein Schutzreflex, der den Muskel vor Überdehnung und Rissen bewahrt. Bei richtigem Dehnen weicht diese anfängliche Kontraktion der Entspannung.

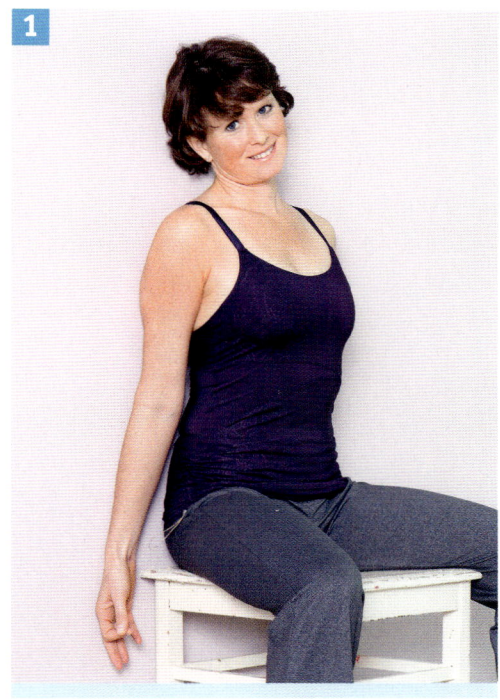

Passives statisches Dehnen
Dabei wird langsam bis zum möglichen Endanschlag (Schmerzgrenze) gedehnt und die Dehnungsstellung etwa 30 Sekunden oder auch mehr gehalten. Der anfängliche Dehnreiz wird während der Dehnung immer schwächer, denn die kontraktilen Elemente in den Muskelfasern geben mehr und mehr nach. Der Dehnreflex, der bei ruckartigem Federn sofort einsetzt und die Dehnung hemmt, wird nach etwa 8 Sekunden ausgeschaltet. Die Spannung lässt nach und die Muskulatur wird weicher, was meistens als ein sanftes »Auseinanderfließen« des gedehnten Muskels wahrgenommen wird. Die Dehnung kann jetzt noch leicht verstärkt werden. Auch zu diesem Zeit-

punkt darf kein Schmerz auftreten. Der Atem kann die Übung unterstützen.

Beispiel einer Nackendehnungsübung
1 Den Kopf zur linken Seite neigen und die Dehnungsspannung der rechten Nackenseite wahrnehmen. Mit der langsamen Ausatmung das Gewicht des Kopfes nach links unten noch mehr wirken lassen. Geübte können sich gleichzeitig auf die rechte Schulter konzentrieren und diese mit der Ausatmung tiefer sinken lassen. Dann die Seite wechseln. Die Augen können auf reflektorischem Wege die Wirkung noch verstärken: Beim Einatmen mit den Augen rechts hochschauen, beim Ausatmen links nach unten; dabei das Gewicht des Kopfes wirken lassen.

Aktives statisches Dehnen

Beim aktiven statischen Dehnen wird der Antagonist der zu dehnenden Muskulatur angespannt. Dadurch kommt es zu einer reflektorischen Hemmung des Agonisten, damit der sich kontrahierende Muskel besser arbeiten kann. Der Tonus des Agonisten wird gesenkt, sodass er leichter und effektiver dehnbar ist.

Postisometrische Relaxation

Diese Art des Dehnens wird auch Anspannungs-Entspannungs-Dehnen genannt. Sie ist am effektivsten und erzeugt im gedehnten Muskel eine ausgeprägte Blutzirkulation und Erwärmung. Man macht sich die Erkenntnis zueigen, dass ein zuerst maximal angespannter Muskel sich danach maximal entspannen lässt. In der Endstellung der Dehnung wird der verkürzte und jetzt gedehnte Muskel zunächst maximal isometrisch angespannt (etwa 6 Sekunden), d. h., ohne dass es zum Bewegungsausschlag bzw. zur Verkürzung des Muskels kommt. Nach einer kurzen Entspannungszeit (ca. 3 Sekunden) in der gleichen Gelenkposition wird sanft noch etwas weiter gedehnt und die Endposition nochmals mindestens 10 Sekunden gehalten.

Kräftigung

Muskeln, die in Relation zu ihrer Kapazität überbelastet sind (häufig die Rücken- und Nackenmuskeln), verspannen leicht. Sie müssen deshalb gekräftigt werden. Genauso verhält es sich mit Muskeln, die in der Relation zu ihren Gegenspielern zu schwach ausgebildet sind (häufig die Bauchmuskeln im Gegensatz zu den eher verkürzten und verspannten Kreuzmuskeln oder die Halsmuskeln im Gegensatz zu den Nackenmuskeln).

Wenn ein Muskel gekräftigt wird, zieht er sich zusammen (Kontraktion). Die Verkürzung der Muskeln wirkt auf die Knochen und kann diese bewegen. Muskeln wirken als Agonisten (Beuger) und Antagonisten (Strecker) auf Gelenke. Verkürzt sich der eine auf einer Knochenseite (z. B. hintere Nackenmuskulatur oder Kreuzmuskulatur), verlängert sich automatisch die gegenüberliegende Muskulatur (auf der anderen Knochenseite).

Muskeln können auf isotonische und auf isometrische Weise gekräftigt werden. Wirkungsvoller für das Training der Haltemuskeln sind die isometrischen Spannungsübungen, die in den Übungsprogrammen für die Hals-, Nacken- und Schultermuskeln verstärkt zum Einsatz kommen. Es ist wissenschaftlich erprobt und erwiesen, dass sie innerhalb kurzer Zeit am intensivsten wirken. Am idealsten ist die Kombination von isometrischen Übungen und Dehnungsübungen, wie sie im Übungsteil ab S. 39 zu finden sind.

Isometrische Spannungsübungen

1 Bei isometrischen Spannungsübungen wird ein Muskel gegen einen Widerstand (z. B. gegen die eigene Hand oder einen Gegenstand) langsam, nicht ruckartig, aber kräftig angespannt. Dadurch werden zum einen Muskelverspannungen verhindert, zum anderen möglichst viele Muskelfasern aktiviert. Außer-

dem fällt es nach einer kräftigen Muskelanspannung leichter, den Muskel zu beherrschen, ihn wahrzunehmen und zu entspannen. Isometrische Muskelanspannung bedeutet statische Haltearbeit, bei der der Muskel lediglich Spannung entwickelt, ohne dass es zu einer Längenveränderung kommt oder eine Gelenkbewegung stattfindet. Die Kraftausdauer unserer Haltemuskeln kann dadurch beträchtlich verbessert werden. Besonders bewährt haben sich die isometrischen Übungen zwischendurch als Ausgleich bei den im Alltag oft notwendigen Zwangshaltungen des Kopfes, aber auch bei allen Hals-, Nacken- und Schultergürtelproblemen sowie bei Ermüdung, Schmerzen und Durchblutungsstörungen im Kopfbereich.

Wichtig: Die Muskelanspannung wird 6 bis 10 Sekunden aufrechterhalten. Währenddessen soll normal und fließend weitergeatmet werden. Bei Anfängern besteht immer die Gefahr, den Atem mit der Muskelanspannung anzuhalten oder zu pressen.

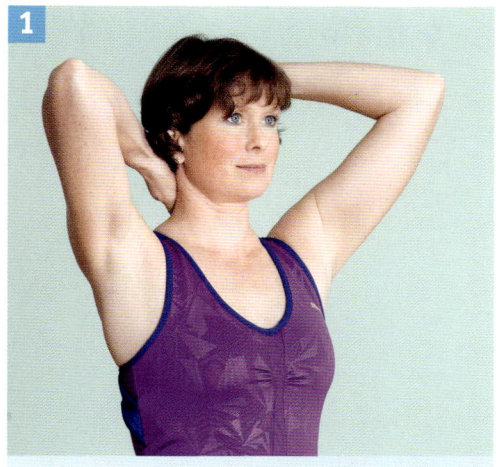

Was Sie beim Üben beachten sollten

- Beginnen Sie immer mit Lockerungsübungen (evtl. zu Musik).
- Achten Sie auf eine rückenfreundliche Ausgangsstellung, also z. B. aufrechtes Sitzen oder Stehen.
- Den Atem während des Übens gleichmäßig fließen lassen.
- Sich Zeit nehmen für die einzelne Übung. Bei Zeitmangel die Anzahl der Übungen

reduzieren. Jede Übung langsam und bewusst ausführen.
- Nie zerren oder nachfedern!
- Nie über die Schmerzgrenze hinausgehen. Bei Beschwerden abbrechen.
- Die Übungen konzentriert und wahrnehmend ausführen. Horchen Sie in sich hinein, und erspüren Sie, was in Ihrem Körper geschieht: während der Kräftigung, der Dehnung und auch während der Entspannung.
- Nehmen Sie sich auch die Zeit, einer Übung nachzuspüren: Hat sich etwas im trainierten Körperbereich geändert? Wie fühlt dieser sich jetzt an? Wie war das Gefühl vor der Übung?
- Bedenken Sie: Die Anspannung kann durch eine tiefe Ausatmung unterstützt werden. Die stärkste Dehnung ist während der Ausatmung möglich. Eine gute Entspannung wird am besten durch eine ruhige Atmung und vor allem durch tiefe Ausatmung erreicht.

Übungsprogramm 1: Im Sitzen oder Stehen

Im Sitzen oder Stehen, ohne weitere Hilfsmittel. Zum Sitzen eignet sich ein Stuhl oder ein großer Sitzball.

1. Übung: Lockerung und Wahrnehmung

1 Lockerung: Schütteln Sie die Schultern locker und schnell aus, indem Sie sie rasch hochziehen und wieder fallen lassen. Das lockert nicht nur, sondern regt auch die Durchblutung an. Schlenkern Sie mit den Armen herum wie ein Hampelmann. Lockern Sie sich, solange Sie wollen, danach gelöst sitzen und der Übung nachspüren. Sind die Schultermuskeln nicht wunderbar warm geworden? Besonders wirkungsvoll ist diese Übung beim Hüpfen auf einem Sitzball.

2 Wahrnehmung: Ziehen Sie die Schultern nun bewusst hoch in Richtung Ohren, aber ohne die Armmuskeln zu benützen. Spüren Sie die Anspannung in der Muskulatur. Dann die Schultern schwer fallen lassen und die Entspannung im Schulter- und Nackenbereich wahrnehmen. Der Atem geht dabei ruhig und gelöst.

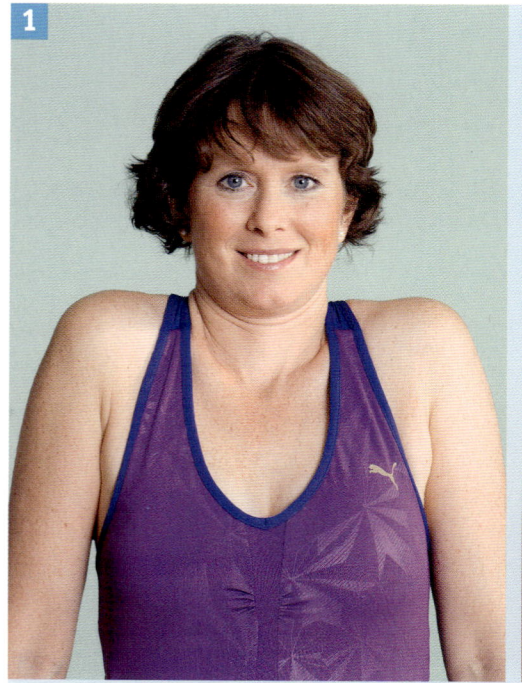

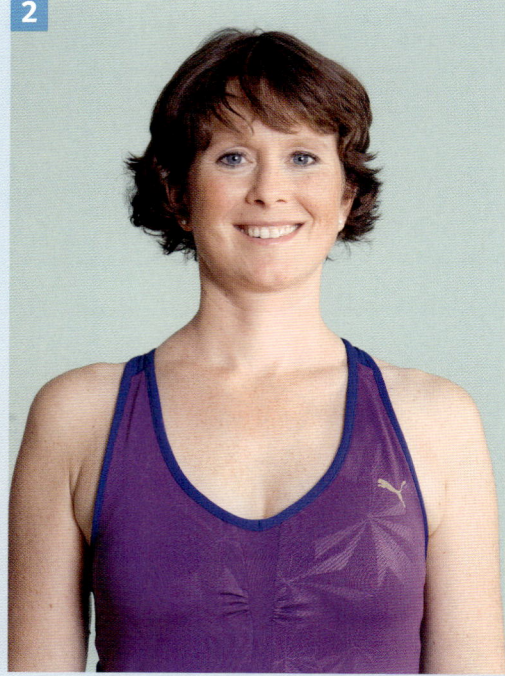

2. Übung: Massage

1 Legen Sie die Finger beider Hände an den Haaransatz neben der Wirbelsäule. Dann streichen Sie mit etwas Druck neben der Wirbelsäule entlang von oben nach unten bis zu den Schultern und dann nach außen in Richtung Schultergelenk. Nun wie vorher, jedoch mit Kreisbewegungen von oben nach unten streichen. Wiederholen, sooft Sie wollen.

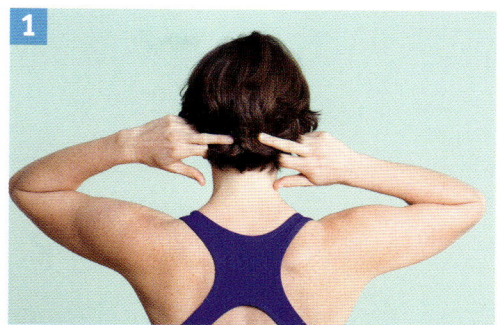

3. Übung: Haltung

2 Sie sitzen auf einem Stuhl oder auf dem Sitzball. Stellen Sie sich vor, Sie wären eine Marionette und aus der Mitte Ihres Schädeldaches ragt ein Faden. Sie tun so, als ob dieser Faden Sie nach oben ziehen würde. Wenn Sie wollen, können Sie die ersten Male ein paar Haare zwischen die Finger nehmen und leicht daran ziehen. Beobachten Sie, wie die Halswirbelsäule und Ihr gesamter Rücken sich strecken. Verbleiben Sie 6 bis 10 Sekunden in der Streckung, dann gelöst nachgeben, aber nicht in sich zusammensinken.
Achtung: Nicht das Kinn hochstrecken, und auch die Schultern unten lassen. Ein Spiegel hilft beim Korrigieren.

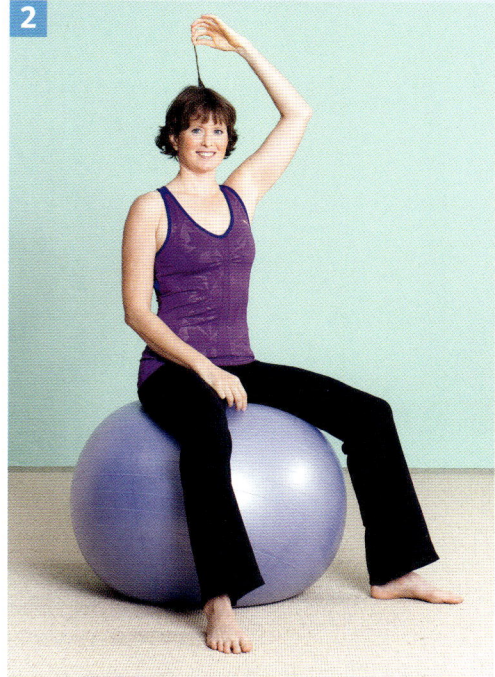

4. Übung: Kräftigung

3 Legen Sie beide Hände verschränkt an den Hinterkopf oder eine Hand an den Hinterkopf, die andere zur Abstützung an die Halswirbelsäule. Den Hinterkopf fest gegen die Hand

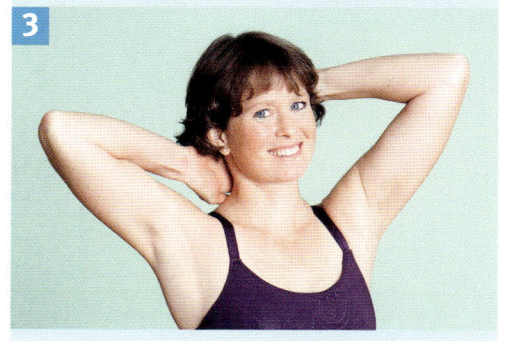

drücken (6 bis 10 Sekunden), ohne dass eine Bewegung zustande kommt; danach locker lassen. Führen Sie die Übung 4- bis 6-mal durch. Spüren Sie dabei die Anspannung im vorderen und die Lösung im hinteren Halsbereich.

5. Übung: Dehnung und Kräftigung

1 Handhaltung wie bei Übung 4, allerdings wird der Kopf vorgebeugt. Die Dehnung spüren, aber nicht den Kopf nach unten drücken. Jetzt den Hinterkopf etwa 6 Sekunden lang gegen die Hand drücken, ohne dass eine Bewegung stattfindet.
Dann locker lassen und anschließend noch einmal in die Dehnung gehen. Dabei nur das Gewicht der Hand wirken lassen, nicht etwa ziehen oder zerren. Nach einigen Wiederholungen den Kopf anheben und dem sich einstellenden gelösten und weiten Gefühl nachspüren.

6. Übung: Mobilisation

2 Legen Sie einen Finger in die Kuhle am Hinterkopf. Versuchen Sie nun, den Finger zurückzuschieben, indem Sie das Kinn zurückschieben. Dann die Spannung kurz loslassen, bevor Sie wieder anspannen. Auf diese Weise Kinn bzw. Finger einige Male zurückschieben und wieder loslassen. Versuchen Sie dabei, sich in das obere Kopfgelenk und die oberen Wirbel hineinzufühlen. Danach gelöst der Lockerung nachspüren.

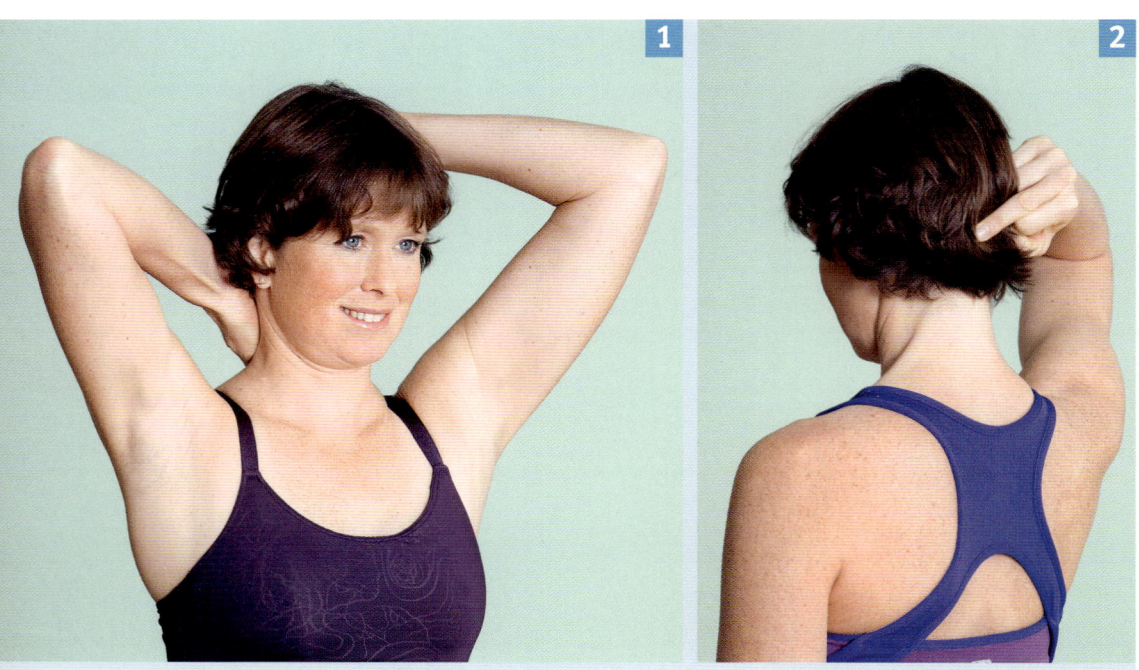

7. Übung: Wahrnehmung, Mobilisation, Lockerung

1 Legen Sie je einen Mittelfinger jeweils zwischen Ohr und Wirbelsäule an den Schädelbasisknochen und drücken Sie dagegen. Meistens schmerzt dieser Punkt, weil hier so gut wie immer Verspannungen bestehen. Drücken Sie 20 bis 30 Sekunden gegen diesen Akupressurpunkt und legen Sie dann die Hände entspannt auf den Oberschenkeln ab. Spüren Sie nach. Übung wiederholen.

Variation 1
Legen Sie die Finger wie oben an den Akupressurpunkt und machen Sie ganz kleine Nickbewegungen auf und ab.
Stellen Sie sich vor, wie die Nasenspitze bei dieser kleinen Bewegung mit auf und ab wandert.
Mit dieser wirkungsvollen Übung können Blockaden in diesem meist sehr verspannten oberen Nackenbereich gelöst werden.

Variation 2
2 Legen Sie die Fingerkuppen der Mittelfinger wie oben angegeben an die Akupressurstellen und drücken Sie etwas nach oben gegen den Schädelbasisknochen.
Dann den Kopf ein wenig nach rechts und links hin und her neigen.

Variation 3
Die gleiche Fingerhaltung wie oben, jedoch den Kopf ein klein wenig hin und her drehen, als ob Sie »nein« sagen wollten. Sanft drehen, nicht den Kopf kräftig schütteln.

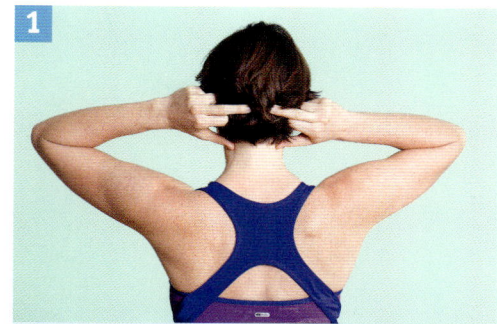

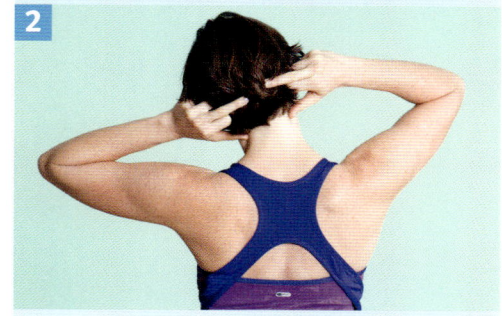

8. Übung: Massage der kleinen Nackenmuskeln

Legen Sie beide Mittelfinger neben die Kuhle am Hinterkopf. Drücken Sie dieses Mal mit beiden Mittelfingern nach oben gegen den Schädelbasisknochen und drücken und kreisen Sie auf der Stelle. Nach 6 bis 10 Sekunden wandern Sie dann mit den Mittelfingern ein kleines Stückchen weiter Richtung Ohren. Konzentrieren Sie sich ganz auf die Wirkung dieses Massagegriffs. Wandern Sie immer ein wenig weiter, bis Sie kurz vor dem Ohr angekommen sind. Danach die Hände ausschütteln und schwer auf den Oberschenkeln ruhen lassen. Auch die Schultern entspannen. Der Übung nachspüren, dann wiederholen.

Übungsprogramm 2: Im Sitzen auf einem Hocker

Sie sitzen auf einem Hocker vor einer Wand, wobei der Hocker ganz an die Wand geschoben ist.

erst nach vorne, dann zur Seite und auch diagonal nach oben.

1. Übung: Lösung und Lockerung der Schultermuskulatur

1 Setzen Sie sich aufrecht auf einen Hocker vor eine Wand oder stellen Sie sich davor. Winkeln Sie dann die Ellenbogen an und boxen Sie abwechselnd mit den Fäusten zu-

2. Übung: Wahrnehmungsübung für die Halswirbelsäule

2 Setzen Sie sich auf den Hocker vor die Wand, sodass Sie mit dem Gesäß die Wand berühren, sich also ganz zurücksetzen. Die Hände liegen locker auf den Oberschenkeln; der Schulterbereich sollte gelöst sein, aber

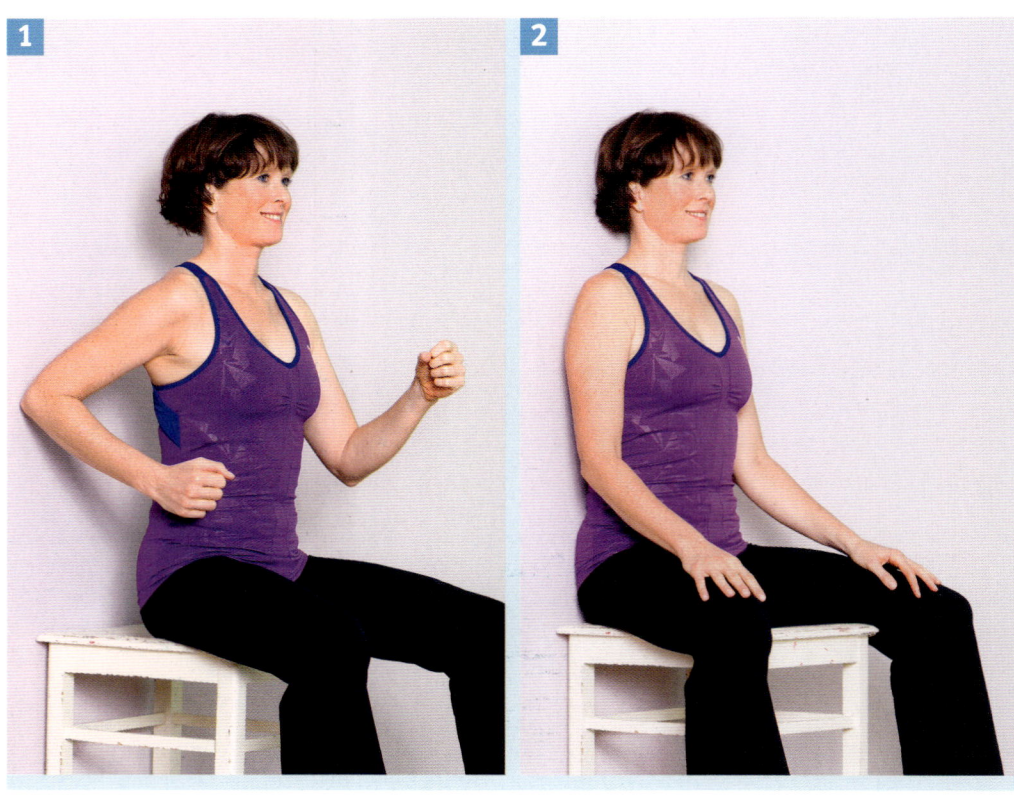

die Schultern nicht vorhängen. Zuerst den unteren Rücken fest gegen die Wand drücken, sodass das Hohlkreuz sich auflöst und der Rücken sich an die Wand anschmiegt. Spüren Sie, wie Sie dazu die Bauchmuskeln anspannen müssen? Vielleicht fällt es Ihnen schwer, das hohle Kreuz gegen die Wand zu drücken. Etwas leichter geht es, wenn Sie dabei die Fersen schräg nach vorn in den Boden stemmen.

Legen Sie zuerst einen Zeigefinger an das Kinn und schieben Sie dann das Kinn waagerecht, wie auf einer Schiene, nach vorne und danach so weit wie es geht nach hinten in Richtung Wand.

Konzentrieren Sie sich dabei auf die Halswirbelsäule und nehmen Sie wahr, wie diese zuerst nach vorne geschoben und hohl wird und beim Nach-hinten-Schieben des Kinns eher lang wird und der Nacken sich dehnt.

Sie können dabei auch die Finger der freien Hand hinten an die Dornfortsätze der Halswirbelkörper legen, um diese Bewegung besser zu erfühlen.

Führen Sie dann diese Übung ohne Zeigefinger aus (der Zeigefinger ist zunächst eine kleine Hilfestellung).

Zuerst das Kinn weit vor- und zurückschieben und dann diese Bewegung immer kleiner werden lassen, bis der Kopf in seiner Mittelstellung ist. Dann sitzt der Kopf genau richtig auf den Kopfgelenken.

Machen Sie sich diese Haltung richtig bewusst. Sie sollten sie im Alltag immer wieder einnehmen, egal ob Sie einen Einkaufsbummel in der Stadt machen oder im Büro am Schreibtisch sitzen.

3. Übung: Haltung und Dehnung

1 Gleiche Ausgangsstellung wie vorher. Schieben Sie das Kinn zuerst ein wenig zurück in Richtung Wand und dann den Scheitel des Kopfes nach oben in Richtung Decke. Spüren Sie, wie der dehnende Zug nicht nur durch den Halsbereich, sondern durch die ganze Wirbelsäule geht? Die Dehnung 6 bis 10 Sekunden halten, dann lösen, aber nicht in sich zusammensinken. 4- bis 6-mal wiederholen. Als kleine Hilfe können Sie sich ein Buch auf den Kopf legen und es in Richtung Decke schieben. **Wichtig:** Die Schultern dabei nicht nach oben ziehen.

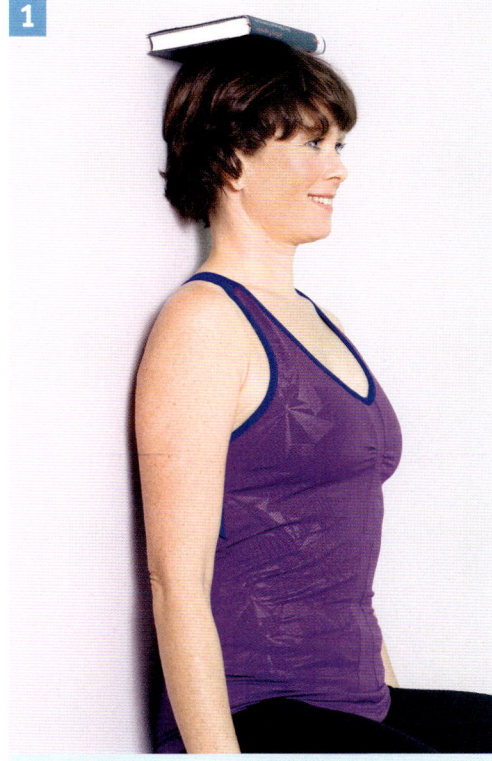

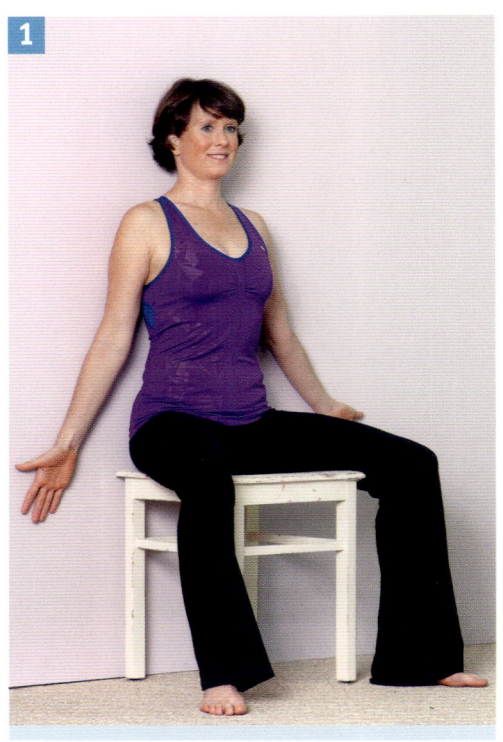

5. Übung: Haltung

Gleiche Übung wie vorher, jedoch beide Arme seitlich herabhängen lassen und an die Wand legen. Das Kreuz und die Arme gegen die Wand drücken. Dann den Scheitel nach oben schieben, während die Arme und Schultern gleichzeitig nach unten ziehen. Spannung 6 bis 10 Sekunden halten und dabei gelöst weiteratmen.

Variation

1 Wie vorher, jedoch die Arme so drehen, dass die Handflächen nach vorne zeigen. Diese Haltung ist noch vorteilhafter als die obere. Wenn Sie die Arme gegen die Wand drücken, ziehen Sie die Schulterblätter gleichzeitig nach innen in Richtung Wirbelsäule. Dadurch werden die oberen Rückenmuskeln, die für die Stabilisierung der Halswirbelsäule wichtig sind, besonders gut gekräftigt.

4. Übung: Kräftigung

Gleiche Sitzhaltung wie bei Übung 2. Wiederum das Kreuz und auch die Schultern gegen die Wand drücken. Dann das Kinn waagerecht zurückschieben und den Hinterkopf hochschieben, sodass Nacken und Halswirbelsäule lang werden. Die Spannung 6 bis 10 Sekunden halten, dann entspannen, indem Sie Rücken- und Schultermuskulatur wieder lockerlassen. 4- bis 6-mal wiederholen. Stellen Sie sich dabei vor, dass die Halswirbelsäule nach oben länger und länger wird. Die Schultern dagegen werden schwerer und schwerer.

6. Übung: Dehnung

2 Wiederum gleiche Sitzhaltung nah vor einer Wand, dann wie bei Übung 3 den Scheitel nach oben sowie die ausgedrehten Arme und die Schultern nach unten schieben. Beide Schulterblätter etwas nach innen ziehen. Neigen Sie jetzt den Kopf zur rechten Seite, sodass sich das rechte Ohr der rechten Schulter nähert.
Der Blick bleibt entweder geradeaus gerichtet, oder Sie schließen einfach die Augen, um sich noch besser auf das, was in Ihrem Körper

passiert, konzentrieren zu können. Die Dehn-spannung 30 Sekunden halten, dabei gelöst weiteratmen; dann den Kopf langsam zurück-gleiten lassen, bis er wieder aufrecht auf der Wirbelsäule ruht. Einen Moment nachspüren, dann zur anderen Seite wechseln. Jede Seite 2- bis 3-mal dehnen.

Während dieser Übung wird das Kinn eher sanft zum Körper herangezogen, um eine Überstreckung zu vermeiden. Das Ohr wird in Richtung der Schulter, der Kopf also in einer Senkrechten nach unten bewegt; er sollte keinesfalls seitlich verdreht werden.

Diese »klassische« Nackendehnungsübung, die sich besonders auf die Schulterhebemus-keln positiv auswirkt, kann überall – gerade auch zwischendurch am Schreibtisch – aus-geführt werden. Sinnvoll ist sie für Jeden, weil wir allgemein die Schultern viel zu oft anspannen oder hochziehen. Das Üben an einer Wand führt automatisch zur richtigen, aufrechten Haltung.

Variation

3 Die Übung wie vorher ausführen, doch zieht jeweils der gegenüberliegende Arm zusätzlich nach unten.

Wenn der Kopf zur rechten Seite geneigt ist, zieht die linke Hand in Richtung Boden. Bewusst auch die linke Schulter mit nach unten schieben; das verstärkt die Dehnung im Schulterbereich.

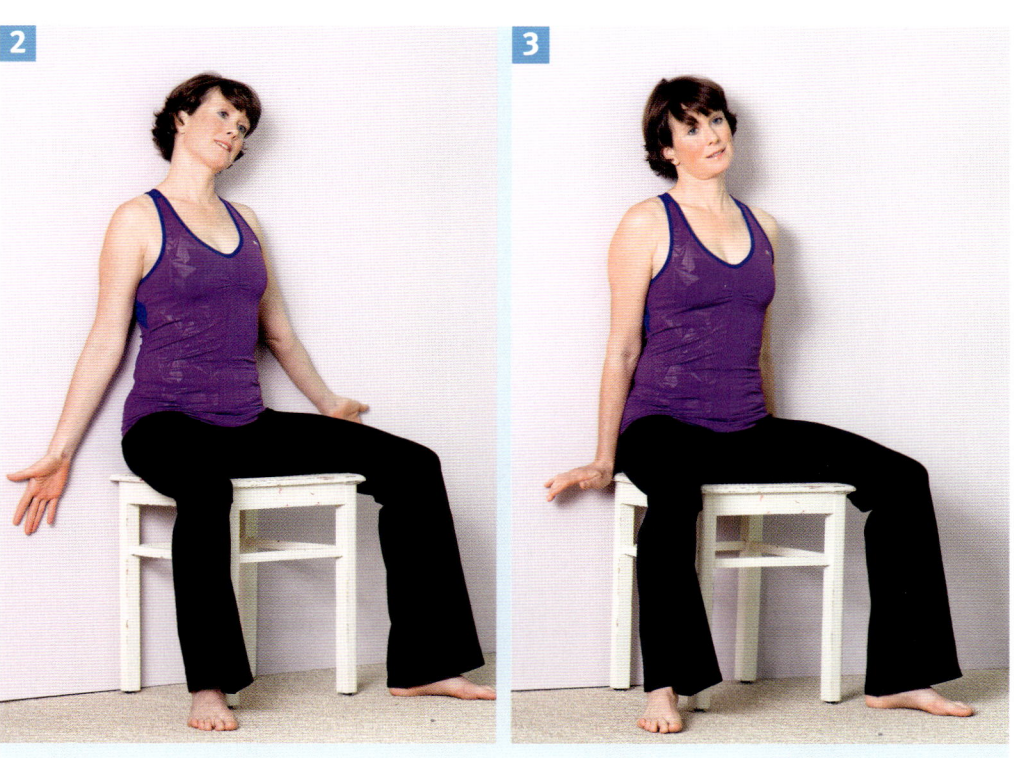

7. Übung: Mobilisation

1 Mit dem Rücken vor einer Wand sitzen oder stehen, beide Arme schulterhoch seitlich anheben und zur Seite strecken. Die Arme sind in den Ellenbogengelenken leicht ange-

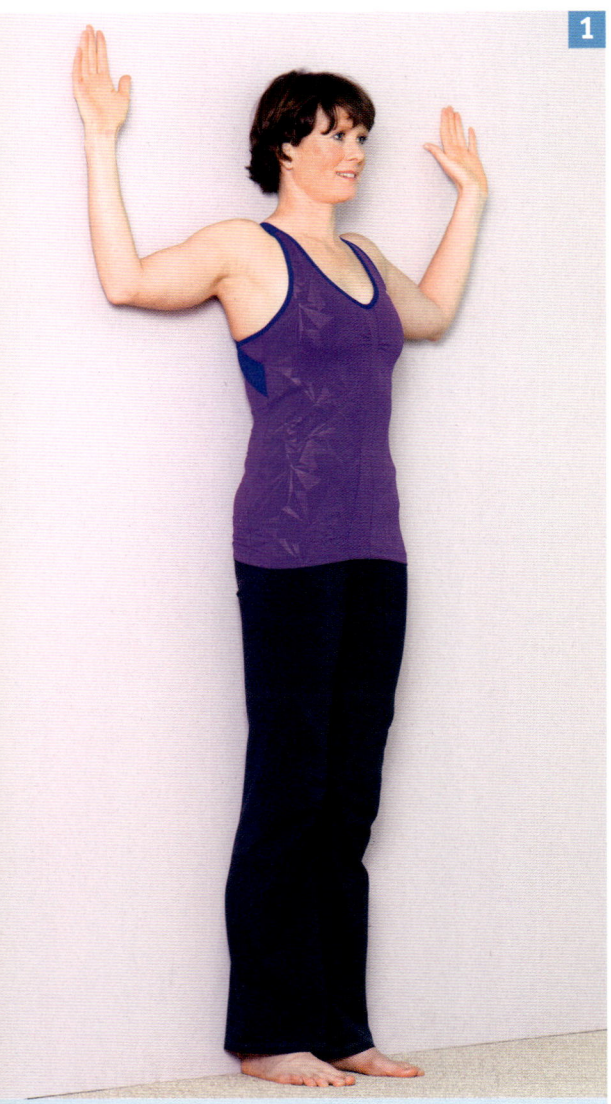

winkelt und liegen an der Wand an. Die Handflächen zeigen nach vorne.

Drücken Sie zuerst das Kreuz, dann die Arme gegen die Wand, und ziehen Sie den Scheitel des Kopfes nach oben.

2 Jetzt drehen Sie den Kopf zur rechten Seite, wobei der Hinterkopf die Wand nicht ganz berührt, sondern ein wenig (etwa 2 Zentimeter) von ihr entfernt ist.

Drehen Sie den Kopf so weit, wie es Ihnen leicht möglich ist, und schauen Sie zur rechten Hand.

Die Spannung 6 bis 10 Sekunden halten, dann den Kopf gelöst zurückdrehen und die Arme senken; kurz entspannen.

3 Entsprechend zur anderen Seite ausführen; jede Seite 2- bis 4-mal.

Variation 1

4 + 5 Wie vorher den Kopf zur Seite drehen. Dann zuerst mit den Augen nach oben zur Decke schauen. Der Kopf folgt dieser Bewegung ein wenig, jedoch nicht zu stark. Danach den Kopf senken und mit den Augen zum Schultergelenk schauen. In dieser Position 10 bis 20 Sekunden verharren, dabei aber gelöst weiteratmen. Danach den Kopf wieder leicht – wie oben beschrieben – kurz anheben und wieder senken. In der gesenkten Position aushalten. Achten Sie darauf, dass die Schultern nicht hochgezogen werden.

Danach der Übung nachspüren, zur anderen Seite ausführen.

Diese Übung wirkt auf die oberen Halswirbelgelenke mobilisierend und Blockaden werden

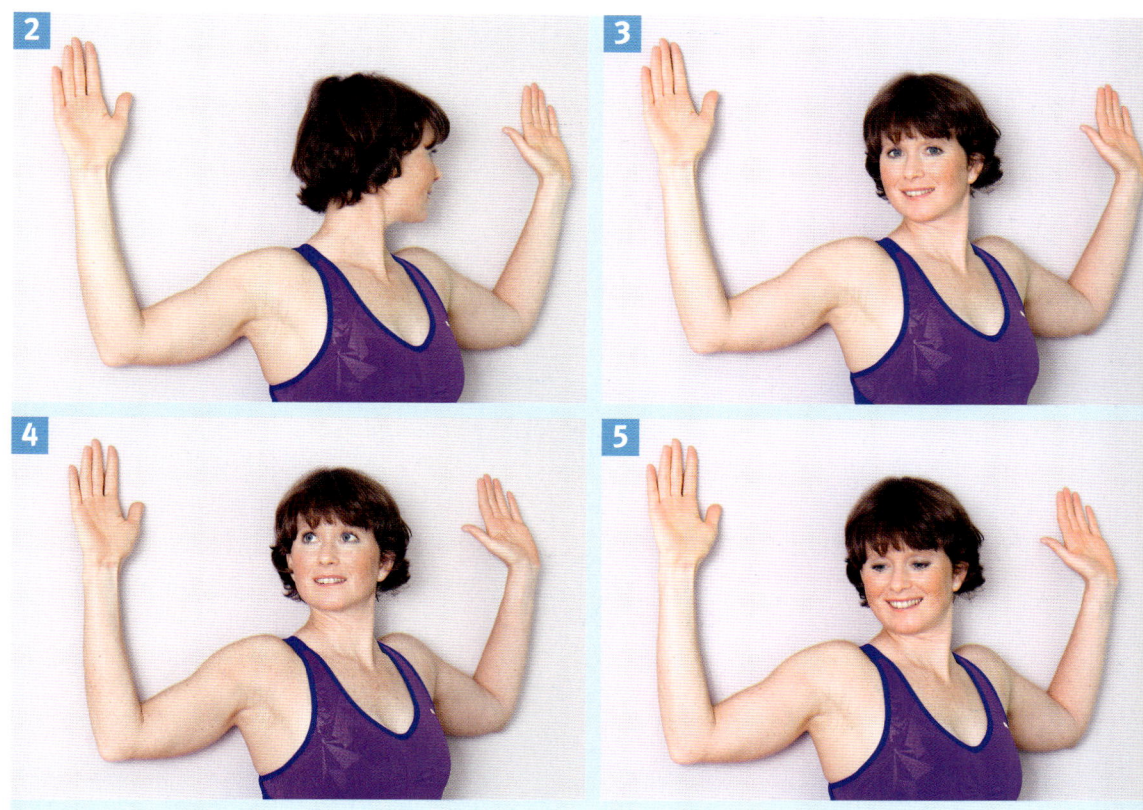

gelöst. Stellen Sie sich bei der Auf- und Abbewegung des Kopfes eine senkrechte Achse durch die Nasenspitze vor. Die Nase bewegt sich an ihr nach oben und unten.
Führen Sie die gleiche Übung auch mit herunterhängenden Armen aus.

Variation 2
Arme hängen lassen, Handflächen zeigen nach vorne. Beide Arme und Schultern bewusst nach unten schieben und den Hinterkopf nach oben recken. Dann den Kopf zu einer Seite drehen. Anschließend zuerst mit den Augen nach oben schauen, danach den

Kopf senken und nach unten schauen.
So verharren und der Dehnung nachspüren. Danach die Übung auch zur anderen Seite ausführen.

Mein Rat

- Beim Lesen, Autofahren oder Handarbeiten den Kopf nach Möglichkeit anlehnen; außerdem genügend Pausen einlegen.
- Beim Lesen kann man eine Buchstütze benützen.

Übungsprogramm 3: Im Sitzen oder Stehen

Im Sitzen oder Stehen, Sie brauchen keine weiteren Hilfsmittel. Zum Sitzen können Sie einen Stuhl oder Hocker benutzen.

Vorweg: Lockerungsübung

1 Wenn Sie stehen, sollten die Füße etwa hüftbreit auseinander stehen. Die Knie nicht ganz durchdrücken, sondern leicht gebeugt und locker lassen: Schwingen Sie dann die Arme gelöst gegengleich vor und zurück. Wenn der rechte Arm nach vorne schwingt, schwingt der linke Arm zurück und umgekehrt.

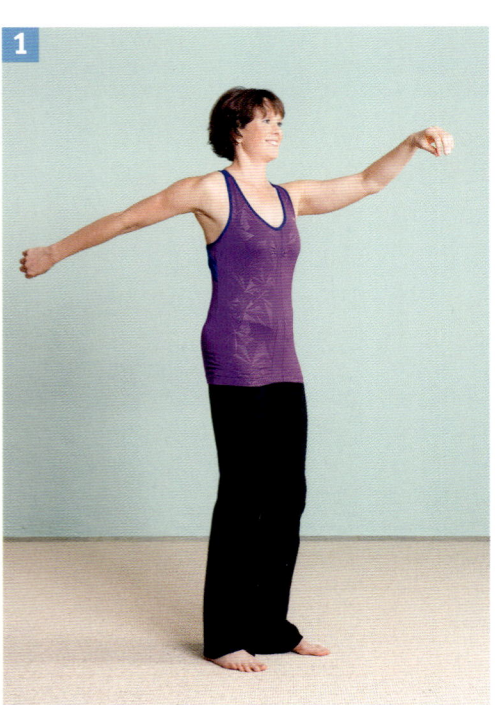

Spüren Sie die Lockerung und Lösung im Schultergelenk und in der Schulter- und Nackenmuskulatur.
Führen Sie diese Lockerungsübung 30 bis 180 Sekunden aus. Halten Sie ab und zu inne und spüren Sie entspannt nach.

1. Übung: Massage und Lockerung

Massage: Streichen Sie zunächst Hals und Nacken bis über die Schulter aus, von oben nach unten, wie Sie es im 1. Übungsprogramm bei Übung 2 gelernt haben.

2 Lockerung: Legen Sie die linke Hand über die rechte Schulter und ertasten Sie mit den Fingern den Schultermuskel.
Ziehen Sie ihn zwischen Fingern und Daumenballen hoch (man darf hierbei ruhig etwas fest zugreifen), also von der Schulter ab, und halten Sie ihn 4 bis 6 Sekunden so abgehoben. Dann lassen Sie ihn sanft zurückgleiten und spüren eine Weile der Entspannung nach.
3- bis 4-mal wiederholen, dann gegengleich ausführen.
Diese Übung kann natürlich auch schneller ausgeführt werden: den Muskel im schnellen Wechsel abziehen und loslassen.

3 Klopfen Sie mit den Fingerkuppen der rechten Hand den gegengleichen Schultermuskel aus und umgekehrt. Der Empfindung nachspüren – wie fühlt sich dieser Bereich an?

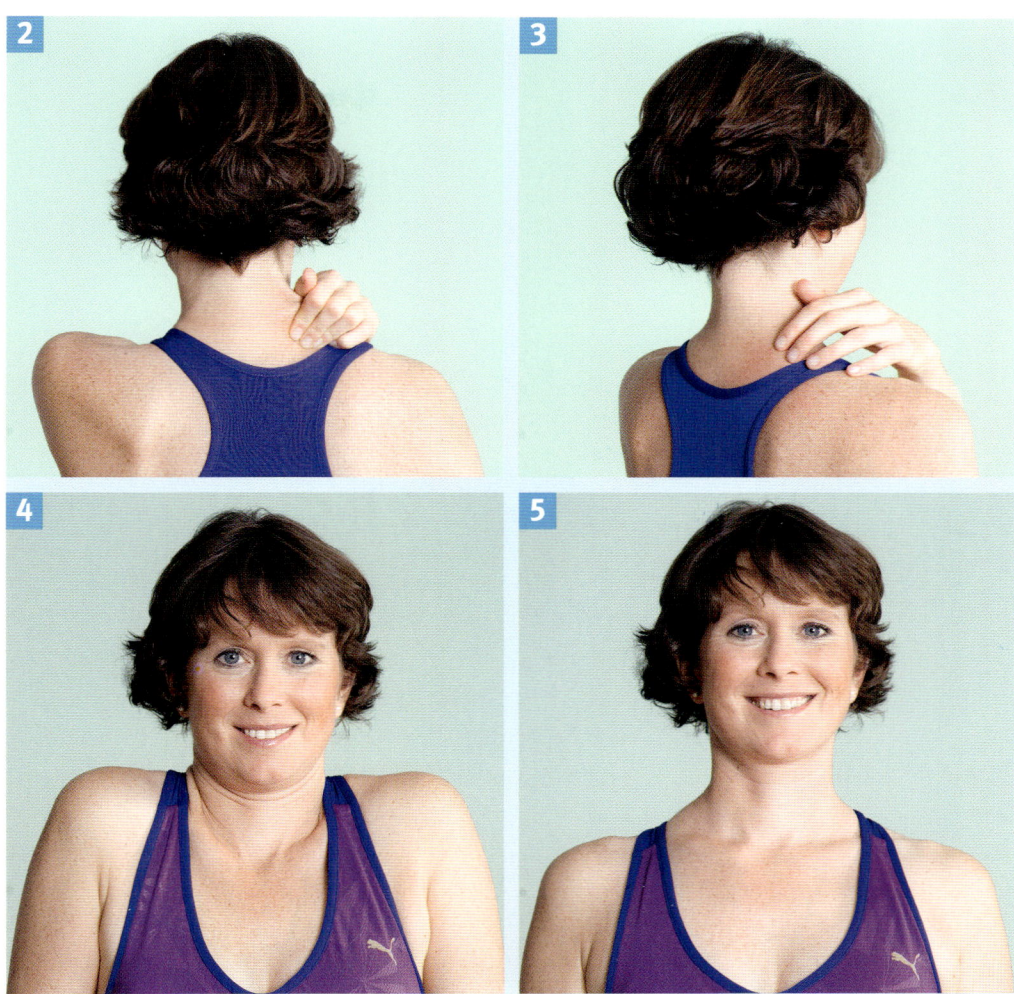

2. Übung: Wahrnehmung und Entspannung

4 + 5 Im Sitzen oder Stehen: Ziehen Sie beide Schultern nach oben in Richtung Ohren und spüren Sie dabei die Anspannung in den Schultermuskeln ganz bewusst. Dann die Schultern ganz schwer fallen lassen und die Schultermuskulatur sich entspannen lassen. 4- bis 6-mal wiederholen, danach nachspüren, wie sich die Entspannung über den gesamten Schultergürtel und Nackenbereich ausbreitet.

Die nächsten Übungen können Sie auf einem Hocker, einem Stuhl und gerne auch auf einem Schreibtischstuhl ausführen.

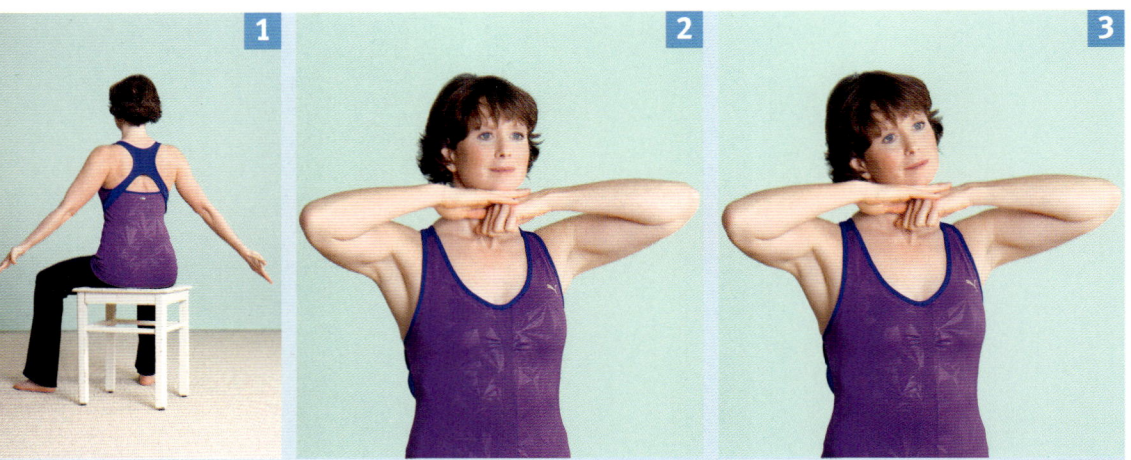

3. Übung: Kräftigung

1 Achten Sie auf eine gerade, aufrechte Haltung und lassen Sie die Arme schwer nach unten hängen. Die Arme nach außen drehen, sodass die Handflächen nach vorne zeigen. Nehmen Sie die Bewegung der Schulterblätter bewusst wahr.

Ziehen Sie sie noch näher an die Wirbelsäule heran, sodass der oft abgeschwächte Muskel gekräftigt wird. Währenddessen bleibt der Kopf aufrecht und die Arme ziehen immer leicht nach unten, um die oberen Schultermuskeln zu entlasten. Spüren Sie die Dehnung in der Brustmuskulatur? Nach 6 bis 10 Sekunden in die Ausgangsstellung zurückkehren und gelöst nachspüren.

Variation

Wie vorher, aber die Arme immer etwas höher nehmen, bis sie sich etwa in der Waagerechten befinden.

4. Übung: Kräftigung und Dehnung

2 Kräftigung: Legen Sie beide Hände mit den Handrücken nach oben flach unter das Kinn. Noch besser ist es, wenn Sie mit der unteren Hand eine Faust bilden und die andere Hand flach darauf legen.

Dann das Kinn kräftig gegen die Hände nach unten drücken. Denken Sie auch bei dieser Übung an einen langen Nacken.

Die Schultern nicht hochziehen. Die Spannung 6 bis 10 Sekunden halten, dann locker lassen. 4- bis 6-mal wiederholen.

3 Dehnung und Kräftigung: Wie vorher das Kinn gegen die Hände drücken, dann den Kopf abwechselnd zur rechten und zur linken Seite neigen (das Ohr in Richtung Schulter). Jeweils 6 bis 10 Sekunden aushalten, dann den Kopf wieder aufrichten.

Dabei ruhig und gleichmäßig weiteratmen, nicht die Luft anhalten!

5. Übung: Mobilisation und Lockerung

Legen Sie anfangs einen Zeigefinger an die Kuhle am Hinterkopf, wo die Wirbelsäule in den Kopf mündet. Konzentrieren Sie sich auf diesen Punkt, und machen Sie ganz kleine Nickbewegungen auf und ab.
Drehen Sie dabei den Kopf langsam nach rechts und links (während Sie in minimalen Bewegungen weiternicken), sodass Sie einmal über die rechte, einmal über die linke Schulter schauen.
Wenn Ihnen die Nickbewegung geläufig ist, können Sie den Finger ruhig wegnehmen und die Hände locker ablegen.
Legen Sie eine Hand unter das Kinn, und machen Sie die Nickbewegung wie oben langsam nach rechts und links. Die Hand bietet jetzt etwas Widerstand. Auch wenn Sie sich konzentrieren müssen, den Atem trotzdem locker fließen lassen. Danach der Empfindung nachspüren.

6. Übung: Dehnung der seitlichen Nackenmuskulatur

1 Stellen Sie sich aufrecht auf den Boden oder setzen Sie sich aufrecht auf die Vorderkante eines Stuhls.
Achten Sie unbedingt auch auf eine gerade Kopfhaltung: Der Blick ist geradeaus gerichtet. Schieben Sie zuerst das Kinn leicht zurück und den Hinterkopf nach oben. Dann beide Schultern und Hände nach unten in Richtung Boden drücken. Dabei sind die Hände ange-

beugt, sodass die Fingerspitzen nach vorn und die Handflächen nach unten zeigen. Halten Sie die Arme nicht ganz durchgedrückt, sondern in den Ellenbogen leicht gebeugt.
Neigen Sie jetzt den Kopf zur linken Seite, sodass sich das Ohr der linken Schulter nähert. Die Schulter jedoch nicht hochziehen.
Spüren Sie in die Dehnung der rechten Nackenseite hinein und atmen Sie ganz bewusst dorthin.
Dies ist eine der wichtigsten Nackendehnungsübungen und die Dehnposition sollte 30 Sekunden gehalten werden. Danach den Kopf aufrichten und beide Nackenseiten vergleichen. Anschließend die Übung zur anderen Seite ausführen.
Jede Seite 2- bis 4-mal dehnen.

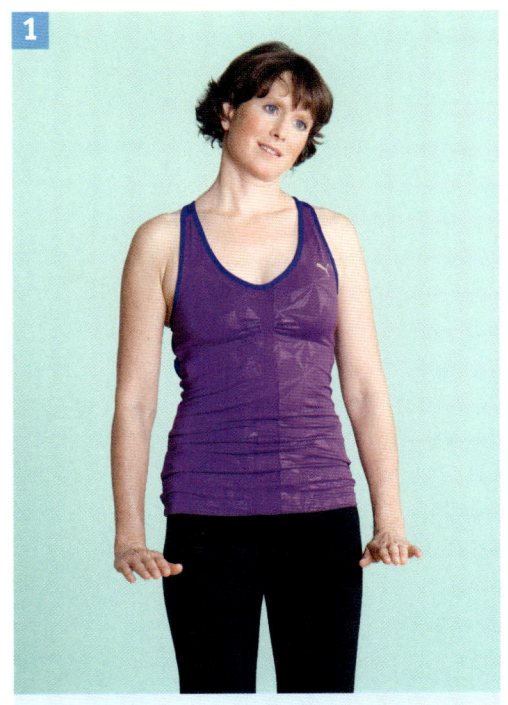

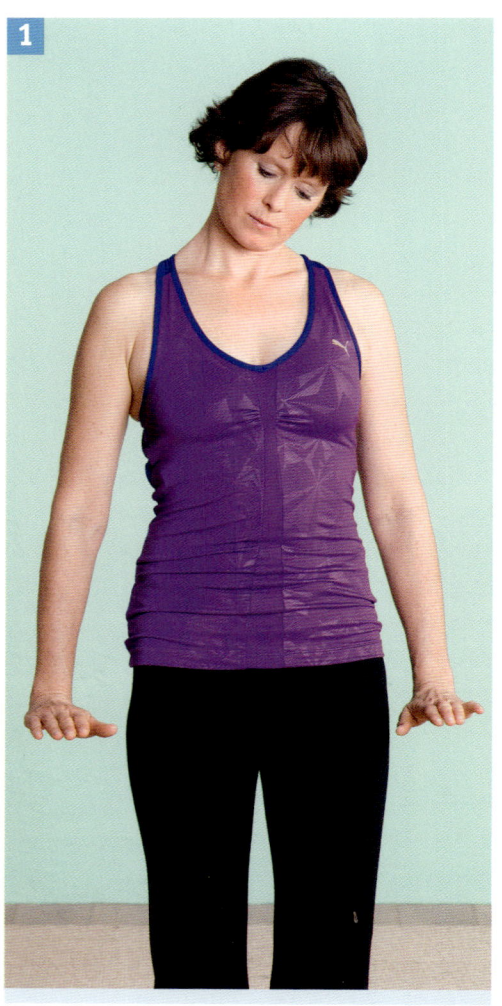

Wichtige Variation

1 Gleiche Übung wie vorher. Den Kopf zuerst zur linken Seite neigen, dann das Kinn nach vorne in Richtung Brustbein ziehen und zur rechten Hand schauen. Die Dehnung in den rechten Nackenmuskeln spüren. Die Übung wird noch verstärkt, wenn Sie außerdem die rechte Hand in Richtung Boden schieben.

7. Übung: Massage der kleinen Nackenmuskeln

Legen Sie Ihre Finger oben auf den Hinterkopf und die Daumen jeweils an den Haaransatz hinter den Ohren. Kreisen Sie mit den Daumen auf der Stelle, und schieben Sie sie am Haaransatz entlang immer ein bisschen weiter zur Wirbelsäule hin. An möglichst vielen Punkten stehen bleiben und kleine Kreisbewegungen ausführen. Es darf mit den Daumen ruhig Druck ausgeübt werden. Diese Massage wichtiger Akupressurpunkte hilft gegen Kopfschmerzen.

8. Übung: Atem- und Dehnübung für die kleinen Nackenmuskeln

Setzen Sie sich vor einen Schreibtisch oder Esszimmertisch und stellen Sie die Ellenbogen auf der Tischplatte auf. Beugen Sie nun den Kopf nach vorne und legen Sie die Stirn auf die Hände, sodass der Nacken angenehm entspannt und gedehnt ist. Konzentrieren Sie sich auf diese Dehnung und atmen Sie ganz bewusst dorthin ein und aus.

Mein Rat

Diese Übung ist äußerst wirkungsvoll gegen Verspannungen im Nackenbereich und sollte immer wieder am Tag ausgeführt werden. Sie ist auch sehr geeignet für Schreibtisch- und PC-Arbeiter.

Übungsprogramm 4: Mit Handtuch

Sie benötigen ein Handtuch, das längs zusammengerollt wird.

vor schwingen. Spüren Sie die Lockerung und Lösung im Schulterbereich.

Vorweg: Lockerungs- und Schwungübung

1 Stellen Sie sich mit leicht gegrätschten Beinen aufrecht auf den Boden. Rollen Sie das Handtuch der Länge nach zusammen und halten Sie es zwischen beiden Händen. Das Mittelteil hängt locker nach unten.
Dann das Handtuch mit beiden Händen abwechselnd locker an der rechten und linken Körperseite vorbei nach hinten und wieder

1. Übung: Atmung, Haltung, Wahrnehmung

2 Atemübung: Nehmen Sie das zusammengerollte Handtuch an den Enden in beide Hände. Sie führen es mit den Händen weit über den Kopf und ziehen es leicht auseinander; dabei atmen Sie durch die Nase ein. Dann die Arme senken, das Handtuch über vorn nach unten führen und langsam durch den Mund ausatmen. 4- bis 6-mal wiederholen.

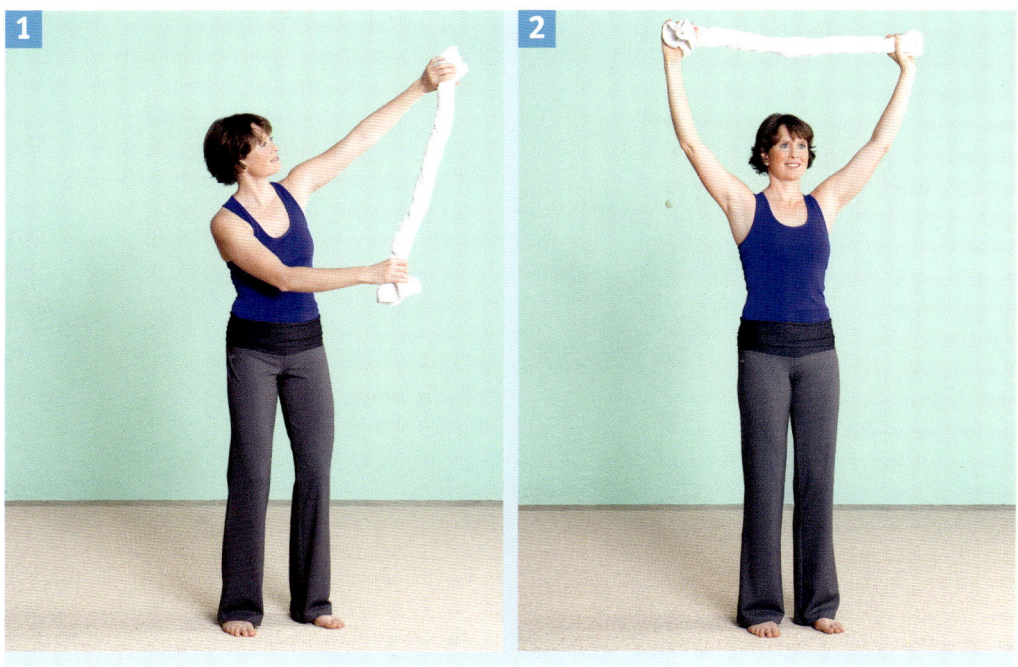

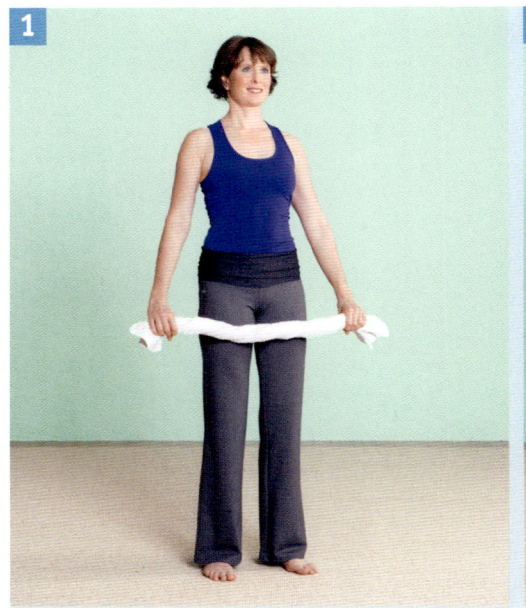

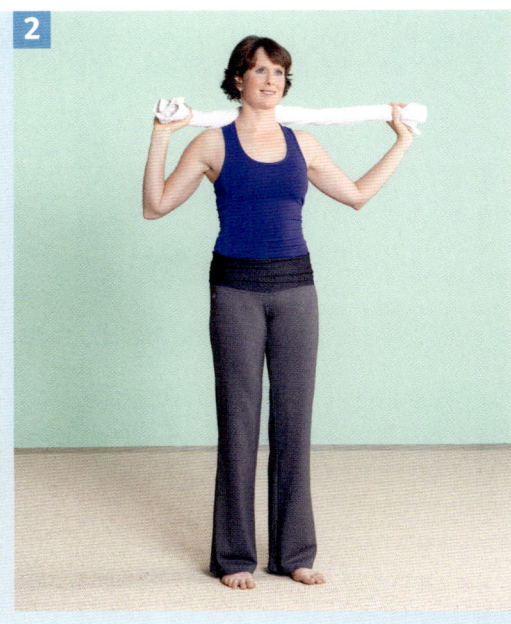

1 Haltungs- und Wahrnehmungsübung:
Wieder das Handtuch nach oben führen und
dort halten. Jetzt ziehen Sie die Schultern
aber bewusst nach unten.
Nehmen Sie wahr, wie sich dabei die Muskeln
zwischen den Schulterblättern anspannen,
die Nackenmuskeln dagegen sich entspannen. In dieser Haltung gelöst weiteratmen,
etwa 10 Sekunden lang.
Danach die Arme wie Antennen hochschieben,
einatmen, dann die Arme senken, langsam
ausatmen; gelöst weiteratmen. Zum Schluss
die Arme und Schultern gut auslockern.
Die Übung wird insgesamt 4- bis 6-mal ausgeführt.
Wie fühlt es sich an, wenn die Schultern nach
oben gezogen und wie, wenn sie nach unten
gezogen sind?

2. Übung: Massage der kleinen Nackenmuskeln

2 Nehmen Sie das zusammengerollte Handtuch etwa schulterbreit und lassen Sie die
Enden einfach hängen.
Dann ziehen Sie das Handtuch in kleinen,
schnellen Bewegungen hinter Ihrem Kopf hin
und her, sodass der Bereich am Hinterhaupt,
der meist sehr verspannt ist, massiert und
gelockert wird.
Sie können das Handtuch auch auf und ab
bewegen. Zwischendurch die Arme ausschütteln und lockern.
Diese Übung können Sie so lange ausführen,
wie Sie wollen. Nehmen Sie sich danach
genügend Zeit, dem angenehmen Gefühl im
oberen Nackenbereich nachzuspüren.

3. Übung: Mobilisation und Lockerung der Kopfgelenke

1 Stellen Sie sich vor, Sie hätten an Ihrer Nasenspitze einen Bleistift befestigt, oder nehmen Sie einen Stift in den Mund. Mit diesem zeichnen Sie Figuren vor sich in die Luft:

- kleine Kreise, rechts und links herum
- waagerechte und senkrechte Linien
- Zickzacklinien
- diagonale Linien
- waagerechte und senkrechte Achter
- viele aneinander gereihte Dachziegel (dabei wenden Sie das Gesicht sowohl nach rechts als auch nach links)
- Ihren eigenen Namen

Am besten schließen Sie bei dieser Übung die Augen. Richten Sie Ihre Konzentration dabei ab und zu auf die obersten Wirbel oder die Kopfgelenke.

4. Übung: Kräftigung und Dehnung

2 Aufrecht sitzen oder stehen, dann beide Hände im Nacken verschränken und den Hals kräftig in die Hände hineindrücken und dadurch die Nackenmuskeln isometrisch anspannen.
Die Anspannung 6 bis 10 Sekunden halten, dann entspannen und sofort den Kopf vorbeugen; das Kinn dabei leicht anziehen.
Zur Verstärkung der Dehnung eine Hand vorgleiten lassen, an den Hinterkopf legen und das Gewicht der Hand wirken lassen. Die Dehnung etwa 30 Sekunden halten. Dann den Kopf langsam anheben und nachspüren.

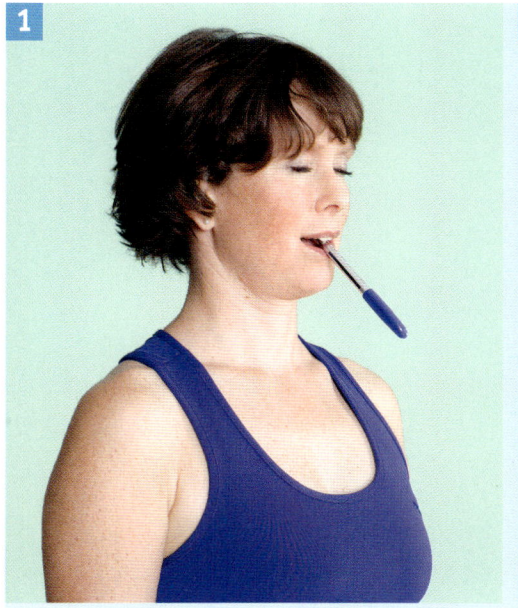
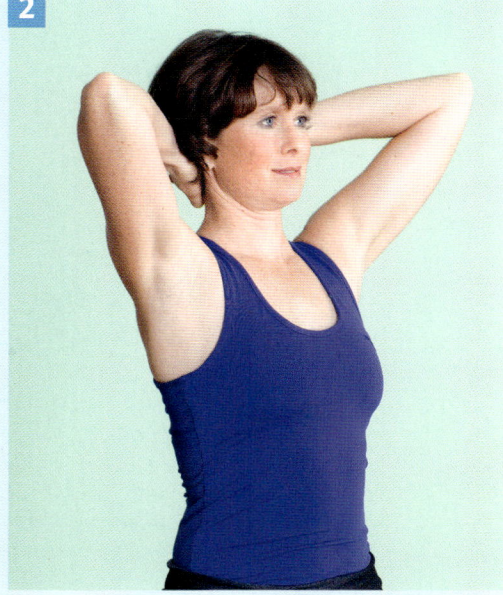

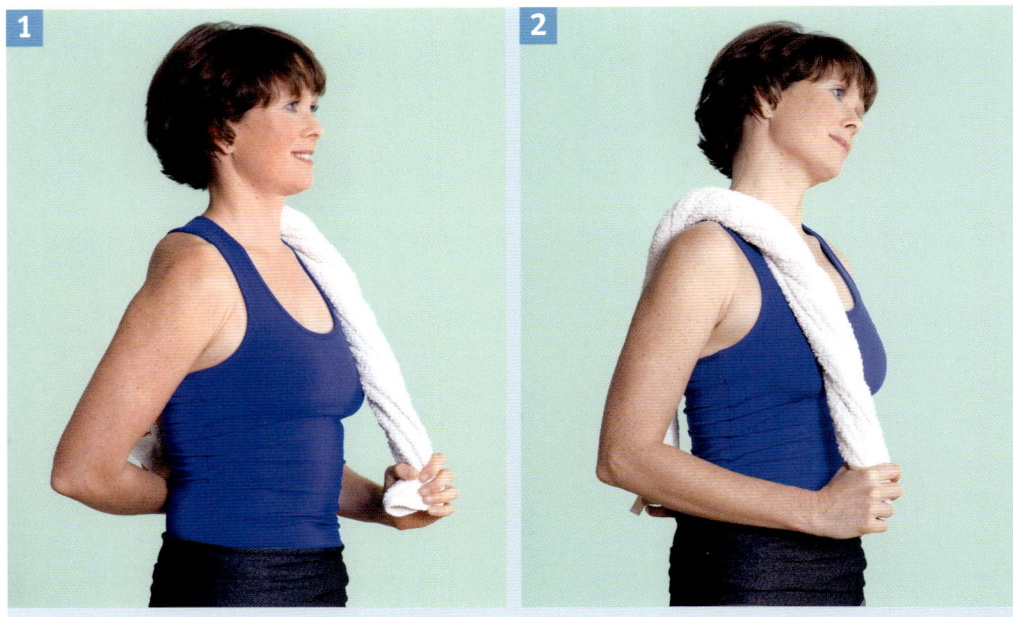

5. Übung: Entspannung und Lockerung des oberen Schulterbereichs

1 Nehmen Sie nun noch einmal das zusammengerollte Handtuch und legen Sie es über Ihre linke Schulter, sodass das eine Ende vor und das andere hinter Ihrem Körper nach unten hängt. Nehmen Sie das vordere Ende in Ihre linke, das hintere in Ihre rechte Hand. Die Handtuchrolle abwechselnd vorn und hinten nach unten ziehen. Reiben Sie auf diese Weise Ihre Schulter ab und spüren Sie danach entspannt nach. Ist die Schulter angenehm warm geworden? Dann wechseln Sie die Seite. Diese ausgezeichnete Übung gegen Verspannungen im Nackenbereich kann auch ohne großen Aufwand immer mal wieder zwischendurch ausgeführt werden. Besonders angenehm ist diese Massage-Übung, wenn Sie das Handtuch vorher erwärmen.

6. Übung: Dehnung der seitlichen Nackenmuskeln

2 + 3 Das Handtuch wieder zusammengerollt über die rechte Schulter legen und mit einer Hand vorne, mit der anderen hinten festhalten. Dann das Handtuch mit beiden Händen gleichzeitig vorne und hinten nach unten ziehen, sodass die rechte Schulter mit nach unten gezogen wird.
Anschließend den Kopf zur linken Seite neigen und die Dehnspannung in der rechten Nackenseite erspüren.
Nach 10 bis 20 Sekunden die Seiten wechseln.

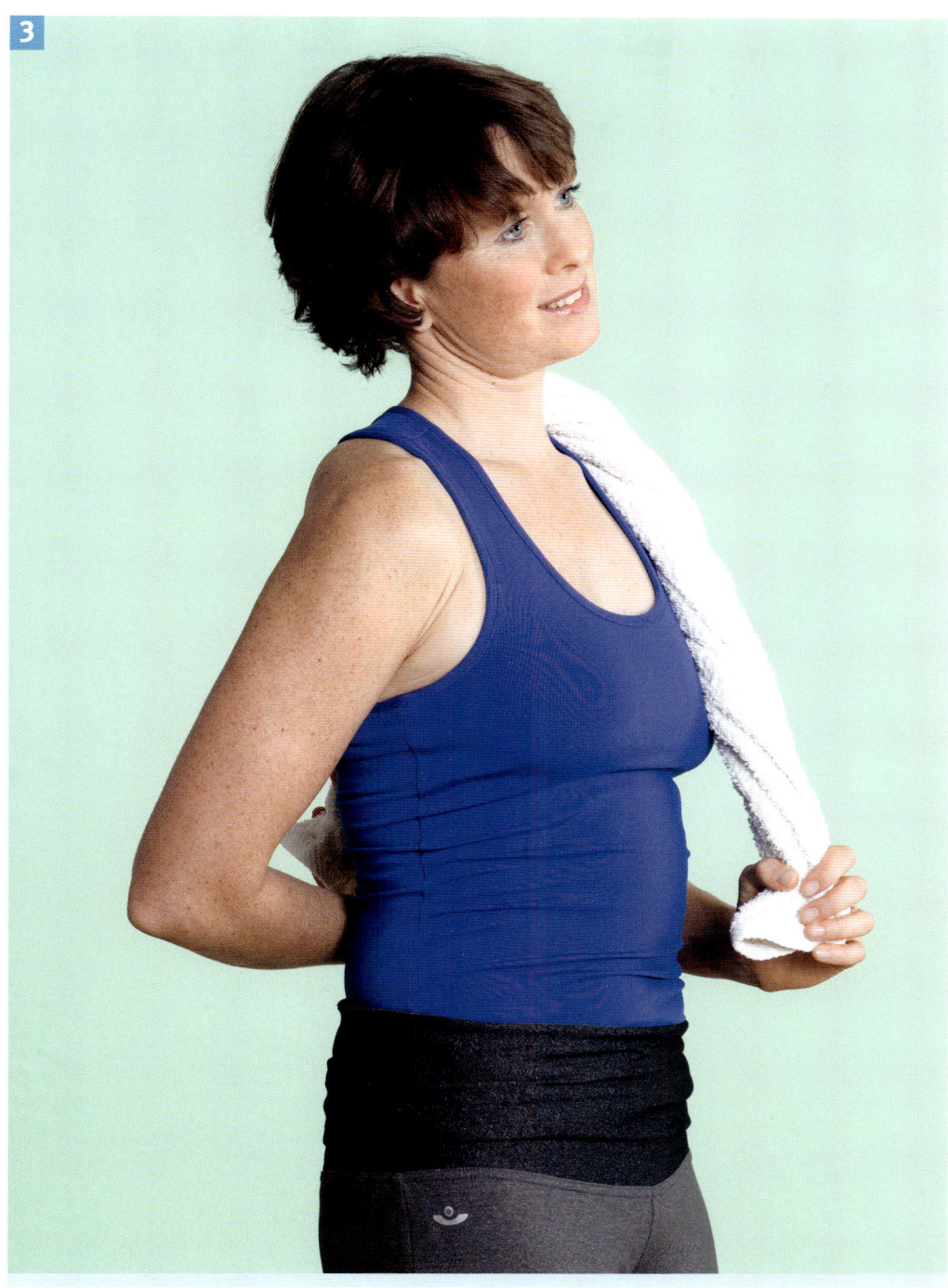

Übungsprogramm 5: Mit Noppenball

Sie benötigen einen kleinen Noppenball oder Igelball. Er eignet sich vorzüglich für Eigenmassageübungen der Nacken- und Schultermuskulatur.

Vorweg: Lockerungsübung

1 Stellen Sie sich mit leicht gegrätschten Beinen und nicht ganz durchgedrückten Knien auf den Boden oder setzen Sie sich aufrecht auf einen Stuhl. Werfen Sie den Noppenball etwa in Brustkorbhöhe von einer Hand in die andere hin und her. Schauen Sie dem Ball nach und lassen Sie den Atem gelöst fließen.

1. Übung: Massage und Lockerung

2 Nehmen Sie den Igelball zwischen beide Hände und rollen Sie ihn zwischen den Handflächen in alle Richtungen. Greifen Sie dann den Ball abwechselnd mit der rechten und linken Hand, als ob Sie ihn kneten würden.

3 Ein Noppenball eignet sich natürlich auch besonders für die Massage der Füße, die durch die Fußreflexzonen auf den ganzen Körper wirkt. Legen Sie deshalb den Ball abwechselnd unter den rechten und linken Fuß und rollen Sie die gesamte Fußsohle darauf ab. Üben Sie ruhig etwas Druck dabei aus.

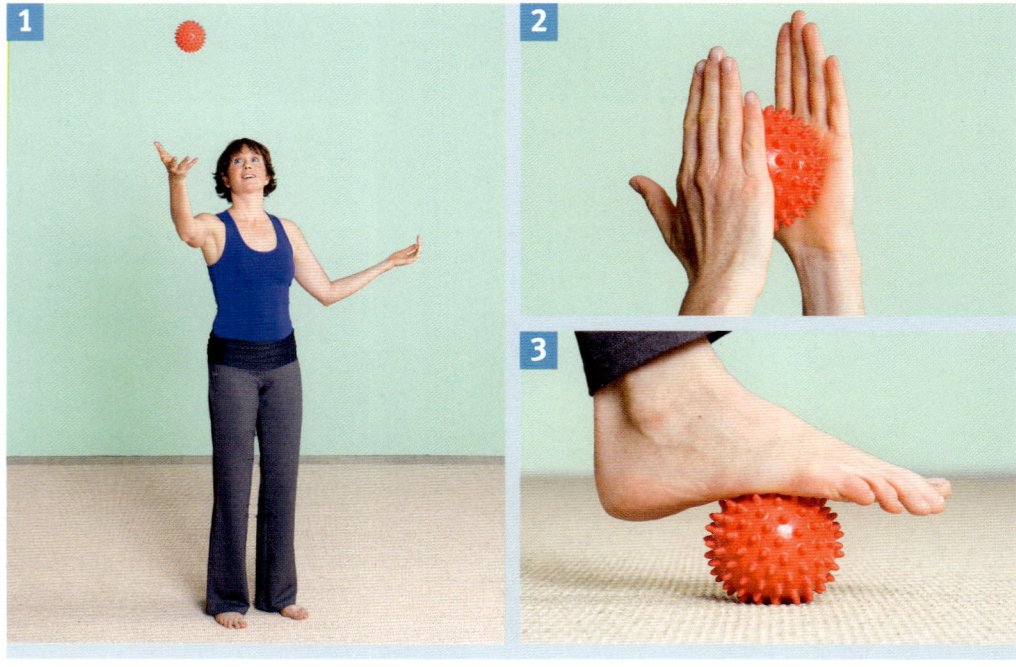

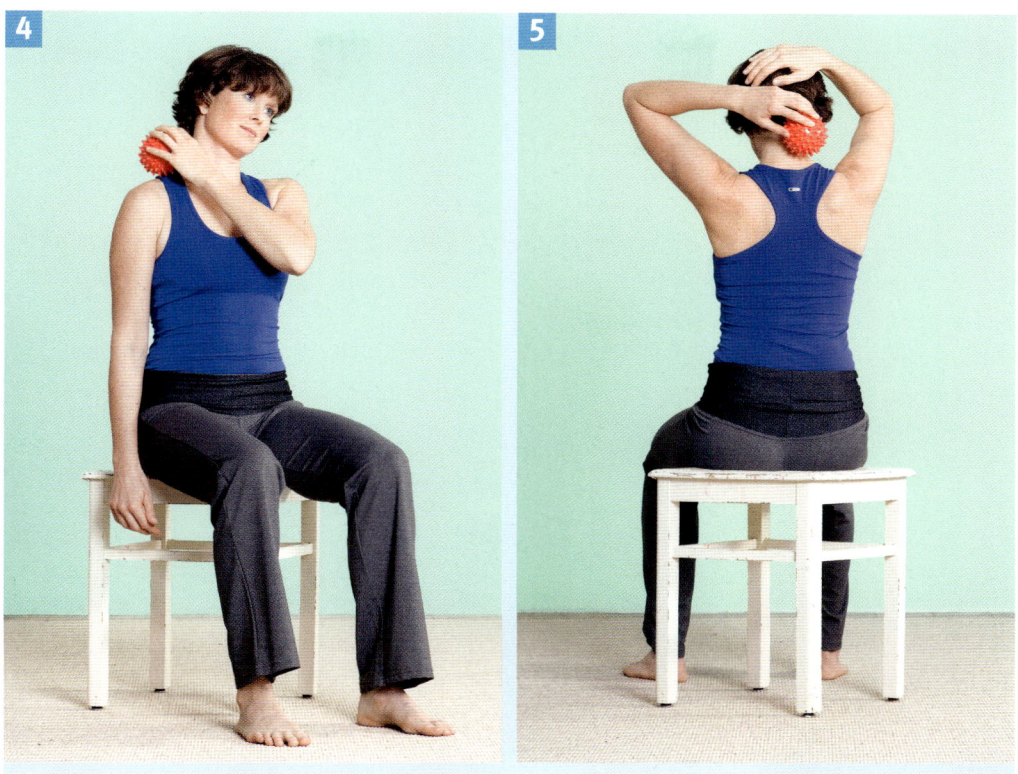

Rollen Sie auch zwischendurch im Alltag immer wieder mal mit einem Fuß über den Noppenball (z. B. wenn Sie am Schreibtisch sitzen).

4 Nun sind die Schultern dran: Legen Sie den Ball mit der linken Hand auf die rechte Schulter und rollen Sie ihn über die Schulter vor und zurück, hin und her. Dann die andere Schulter massieren.

5 Nun neigen Sie Ihren Kopf nach vorn und halten ihn mit der rechten Hand fest, mit der linken Hand legen Sie den Noppenball in den Nacken und rollen den Ball rechts neben der Halswirbelsäule auf und ab. Danach entspre-

chend auf der anderen Seite. Spüren Sie nach, wie frei Ihre Schultern und der Nackenbereich geworden sind.

Auch sehr wirksam gegen Verspannungen im seitlichen Nackenbereich:
Legen Sie den Kopf zur rechten Seite, sodass sich das Ohr der rechten Schulter nähert.
Die linke Hand nach unten in Richtung Boden schieben. Nehmen Sie den Ball in die rechte Hand und rollen Sie ihn an der linken Nackenseite entlang einige Male nach unten bis zur Schulter und wieder nach oben. Danach den Kopf anheben und der Übung nachspüren. Anschließend zur anderen Seite üben.

2. Übung: Lösung des Hinterhauptrandes

Mit dem Noppenball kann man die oft verhärteten Muskeln am Hinterhauptrand gut bearbeiten. Wie bei der letzten Übung liegt Ihre linke Hand auf dem vorgeneigten Kopf. Den Ball legen Sie dorthin, wo sich eine Kuhle am Hinterhauptrand befindet. Massieren Sie diese Stelle in kleinen, kreisenden Bewegungen. Üben Sie am Anfang weniger Druck aus, später steigern Sie ihn. Wechseln Sie zwischendurch die Hand. Danach gelöst nachspüren. Wie fühlt sich die behandelte Stelle jetzt an?

3. Übung: Mobilisierung des obersten Wirbelsäulengelenks

Legen Sie die Mittelfinger rechts und links an den Hinterhauptrand, jeweils zwischen Wirbelsäule und Ohr.
Dann konzentrieren Sie sich auf den Zahnfortsatz des Axis. Führen Sie mit dem Kopf ganz kleine, kontrollierte Kreise aus, während Sie sich vorstellen, wie Sie mit dem Kopf um diesen »Zahn« kreisen. Sie spüren auch den

Druck der Finger am Hinterhauptrand. Nach einer Weile lösen Sie die Finger, halten den Kopf gelöst aufrecht und spüren nach. Wie fühlt sich dieser Bereich jetzt an?

4. Übung: Massage des gesamten Hinterhauptrandes

Ausgangsstellung wie in Übung 2. Jedoch massieren Sie mit dem Igelball jetzt den gesamten Hinterhauptrand:
- Den Ball mit der Hand von einem Ohr zum anderen hin und her rollen.
- Den Ball in ganz kleinen Auf-und-ab-Bewegungen am Hinterhauptrand vom rechten Ohr zum linken und zurück führen.

5. Übung: Kräftigung

1 Legen Sie die linke Hand seitlich an den Hals. Drücken Sie den Hals gegen die Hand, ohne dass ein Bewegungsausschlag erfolgt. Die seitlichen Halsmuskeln 6 bis 10 Sekunden angespannt lassen, dann lockern. Danach die andere Seite; jede Seite etwa 4-mal.

6. Übung: Atmung und Haltung

Recken Sie den Scheitel des Kopfes nach oben in Richtung Decke, die Schultern ziehen dabei nach unten. Atmen Sie währenddessen ein. Dann locker lassen, den Kopf senken und das Kinn zum Brustbein hin bewegen; dabei ausatmen.

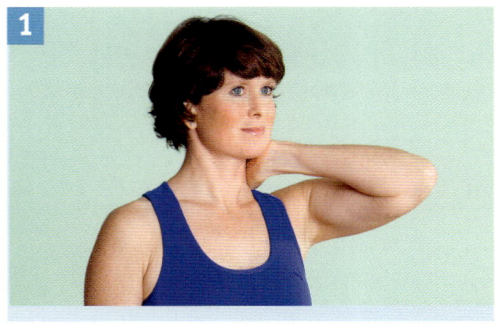

Übungsprogramm 6: Mit Gummiball und Handtuch

Sie benötigen im Verlauf des Übungs-
programms ein Handtuch, eventuell einen
Pezzi-Ball sowie einen weichen Gummiball.
Die Ausgangsstellung kann Stehen oder
Sitzen sein.

Vorweg: Lockerungsübung

1 Setzen Sie sich auf einen Pezzi-Ball und
hüpfen Sie locker auf und ab.
Achten Sie auf eine aufrechte Haltung und
ziehen Sie beim Hüpfen auch die Schultern
ein wenig mit hoch, dann wieder schwer und
gelöst fallen lassen.
Der Rücken bleibt dabei aufrecht; nicht in sich
zusammensinken. Vertiefen Sie Ihre Atmung
und lassen Sie sie fließen.
Diese wunderbare Übung lockert auf spieleri-
sche Weise sämtliche Muskelanspannungen,
besonders auch die Schulter- und Nackenmuskeln.

Variation
Falls kein Pezzi-Ball vorhanden ist, stellen
Sie sich aufrecht hin und beugen die Knie
ein wenig.
Die Arme hängen schwer nach unten. Dann
aus den Knien heraus locker hoch und runter
hüpfen und dadurch den ganzen Körper, auch
die Schultern, ausschütteln und von Spannungen befreien.
Eine wunderbare Übung, auch für zwischendurch.

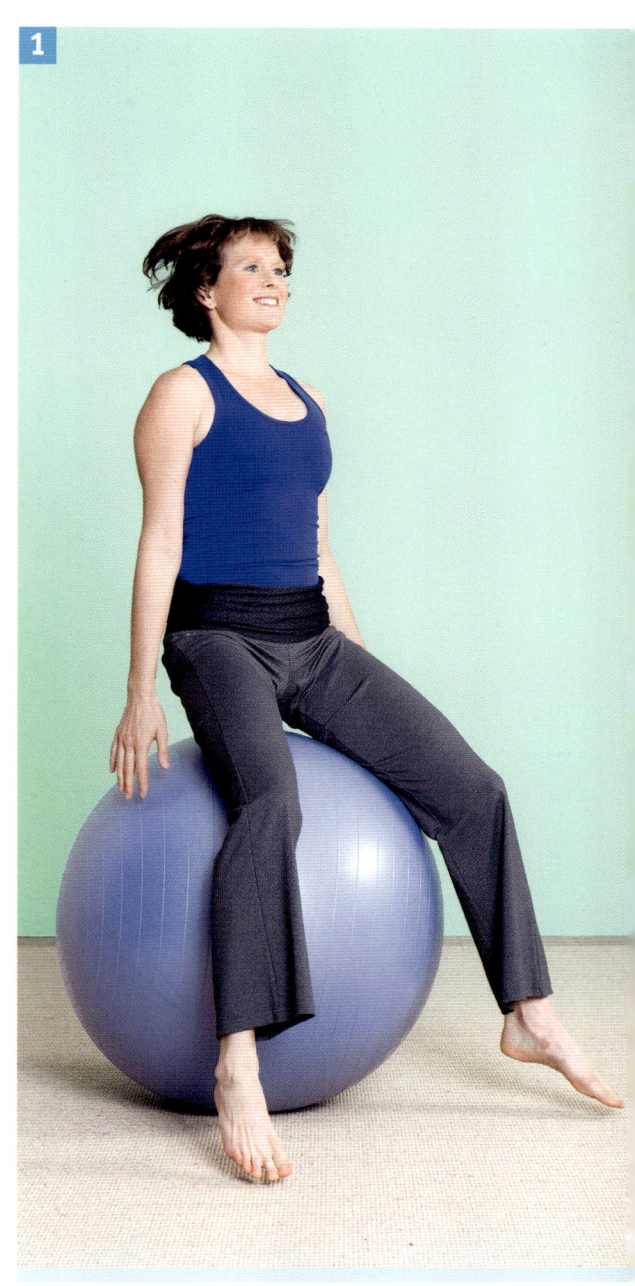

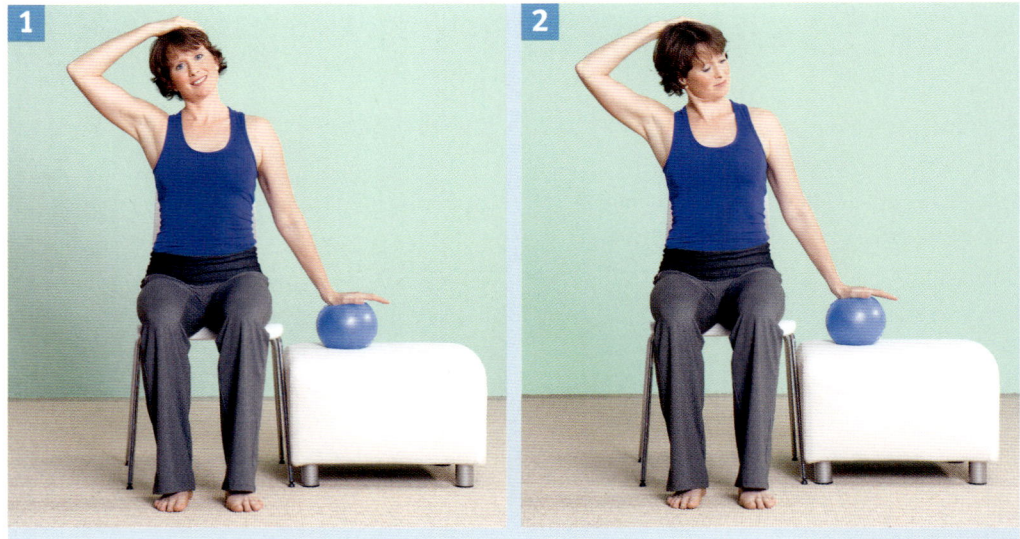

1. Übung: Dehnung

Achten Sie auf eine gerade, aufrechte Haltung und neigen Sie den Kopf so weit wie möglich auf die rechte Seite, sodass sich das rechte Ohr der rechten Schulter nähert; der Blick ist geradeaus gerichtet.
Sie spüren eine deutliche Dehnung in der linken Nackenseite. Die Dehnung 10 bis 30 Sekunden halten, dann locker lassen.

1 Wenn Sie die Dehnung noch verstärken wollen, legen Sie die rechte Hand über den Kopf an das linke Ohr. Zerren Sie aber den Kopf nicht nach unten, sondern lassen Sie nur das Gewicht der Hand auf der Kopfseite wirken. Zusätzlich die linke Hand mit der Handfläche nach unten zum Boden hin drücken, so als ob Sie einen Ball zusammendrücken wollten. Die Dehnung 10 bis 30 Sekunden halten,

dann gelöst zurücksitzen und der Übung nachspüren. Jede Seite 2- bis 4-mal.
Anspannungs-Entspannungs-Dehnen: Sie nehmen die gleiche Stellung wie vorher ein. Zuerst den Kopf gegen die auf der linken Kopfseite liegende rechte Hand drücken, etwa 6 Sekunden lang, dann die Spannung loslassen, ohne dass der Kopf sich zurückbewegt. Den Kopf sanft seitlich hinunter in die Dehnung gleiten lassen, wie oben aushalten.

Variation
2 Gleiche Übung wie vorher, sodass der Kopf zur rechten Seite gebeugt ist und die rechte Hand am linken Ohr liegt. Aus dieser Stellung heraus beugen Sie den Kopf nach vorne, ziehen das Kinn in Richtung Brustbein und schauen zur linken Achsel. Die rechte Hand dabei etwas zum Hinterkopf verschieben. Gegengleich üben.

2. Übung: Atmung

1 Stellen Sie sich vor einen Hocker oder Stuhl und setzen Sie den rechten Fuß auf die Stuhlfläche. Dann nehmen Sie das zusammengerollte Handtuch in beide Hände und führen es zuerst nach oben, dann zur rechten Seite.
Der Oberkörper wird dabei ebenfalls zur rechten Seite gebeugt. Auch der Kopf geht mit, sodass sich das rechte Ohr der rechten Schulter nähert. Einatmen und den Atem wahrnehmen.

2 Dann zurück in die Ausgangsstellung kommen, das Handtuch locker auf dem Oberschenkel ablegen und langsam ausatmen. Schultern, Muskeln und Gelenke sind jetzt ganz gelöst. 4-mal ausführen, dann auf die andere Seite wechseln.

3. Übung: Dehnung der Brustmuskulatur

Ist die Brustmuskulatur verkürzt, bewirkt sie eine zu starke Brustwirbelsäulenkrümmung nach hinten, wodurch die Krümmung der Halswirbelsäule nach vorn verstärkt wird. Deshalb sollte die Brustmuskulatur regelmäßig gedehnt werden.

3 Ausgangsstellung wiederum vor einem Stuhl. Das linke Bein aufstellen. Das zusammengerollte Handtuch fassen, spannen und nach oben über den Kopf führen; dann die Ellenbogen beugen und das Handtuch nach unten bis hinter den Kopf führen. Während Bauch- und Beckenbodenmuskeln angespannt sind, um das Becken zu stabilisieren, das Handtuch nach hinten vom Körper weg-

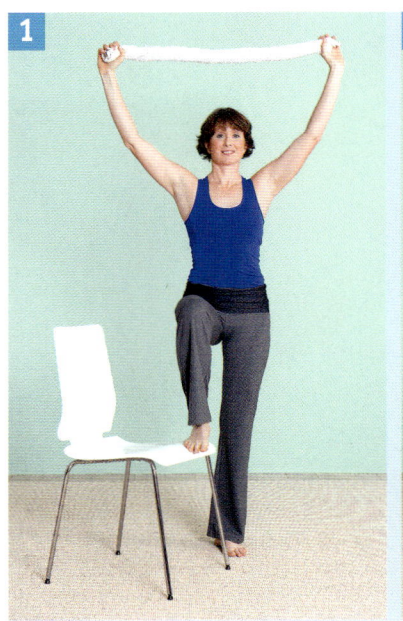
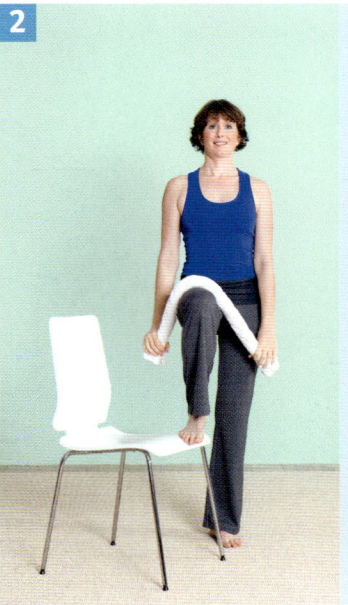
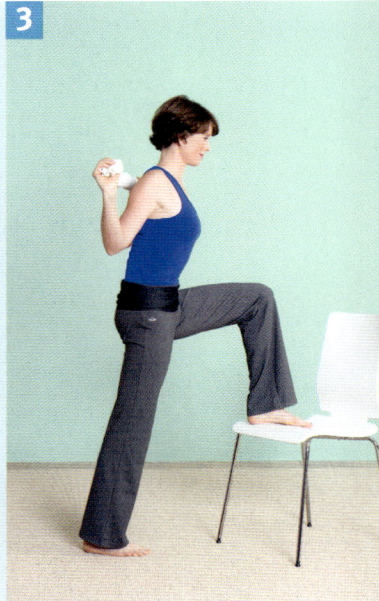

drücken. Die Schultern dabei nicht hochziehen!
Diese Dehnung etwa 30 Sekunden halten
und währenddessen gelöst weiteratmen,
dann entspannen. Vier Wiederholungen.

4. Übung: Kräftigung und Mobilisation

1 Kräftigung: Legen Sie ein zusammengeroll-
tes Handtuch an die Hinterseite Ihres Kopfes
(eher an die untere Hälfte, leicht über dem
Haaransatz). Die Handtuchenden halten Sie
vorn fest. Drücken Sie den Hinterkopf nach
hinten gegen das Handtuch und halten Sie

die Spannung 6 bis 10 Sekunden an. Kurz
locker lassen, jedoch die Arm- und Handtuch-
haltung beibehalten. Dann drücken Sie den
Kopf 6 bis 10 Sekunden gegen das Handtuch
nach rechts, wieder entspannen, dann nach
links. Danach entspannen und auch die Arme
und Hände gut ausschütteln. Falls Sie sich in
den Armen oder Schultern zu sehr verspannen, nehmen Sie die Arme in jeder Entspan-
nungsphase kurz herunter.

2 + 3 Mobilisation: Bei gleicher Handtuch-
haltung ziehen Sie jetzt mit der rechten Hand
das linke Handtuchende etwas nach vorn und
lassen den Kopf dabei wie von selbst nach
rechts wandern.

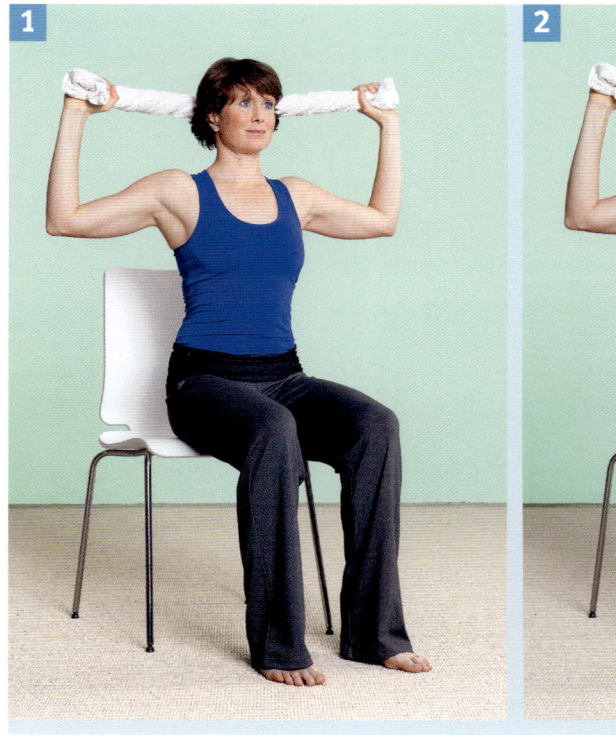

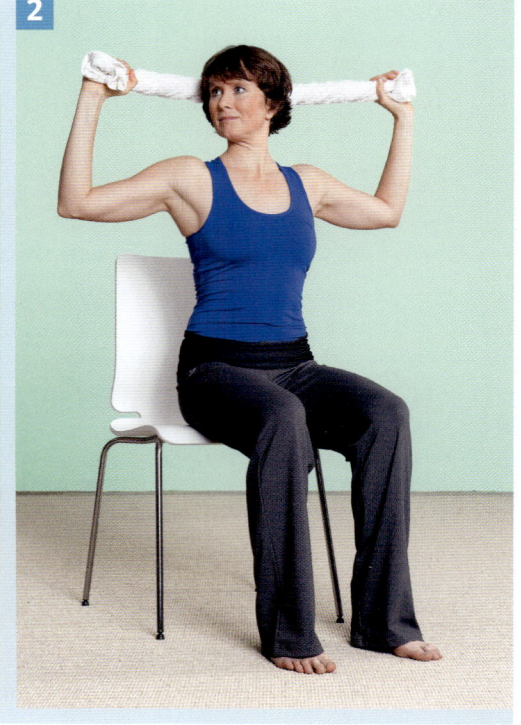

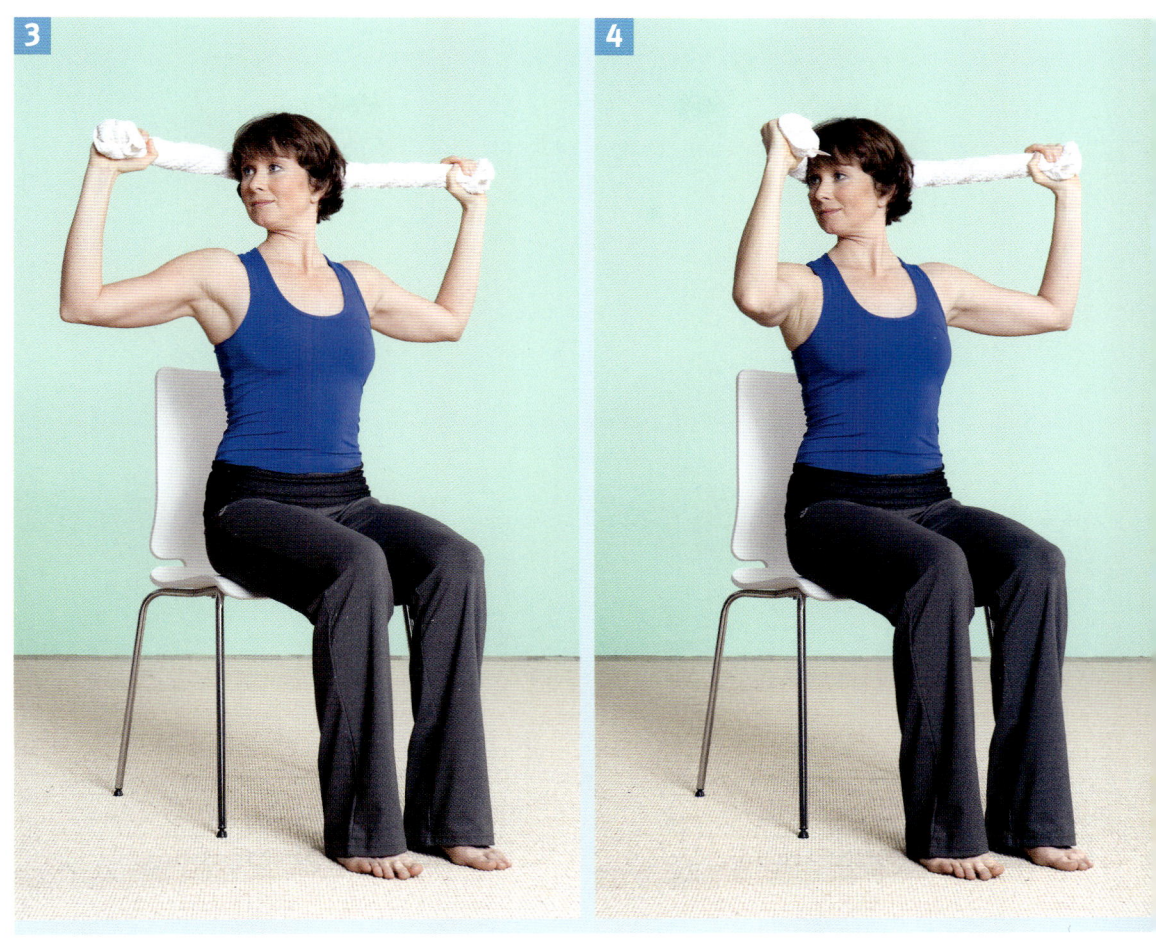

Drücken Sie das Kinn gleichzeitig leicht nach hinten, wodurch der Nacken gedehnt wird und die Kopfgelenke gelöster sind. Verbleiben Sie in der Endstellung 10 bis 30 Sekunden, bevor Sie den Kopf langsam zurückdrehen, entspannen und nachspüren; danach zur anderen Seite. 3- bis 4-mal pro Seite ausführen. Auch sehr angenehm: Führen Sie die oben beschriebene Bewegung einige Male hintereinander ohne abzusetzen langsam und sanft aus.

Variation

4 Kräftigung: Das Handtuch wie oben beschrieben wieder an den Hinterkopf legen und die Handtuchenden vorne festhalten. Ziehen Sie jetzt wieder mit der rechten Hand das rechte Handtuchende nach vorne und drehen Sie gleichzeitig den Kopf ganz leicht nach rechts, wobei Sie den Kopf nach rechts gegen das Handtuch drücken. Die Spannung 6 bis 10 Sekunden halten, dann lockerlassen. Dann zur anderen Seite üben.

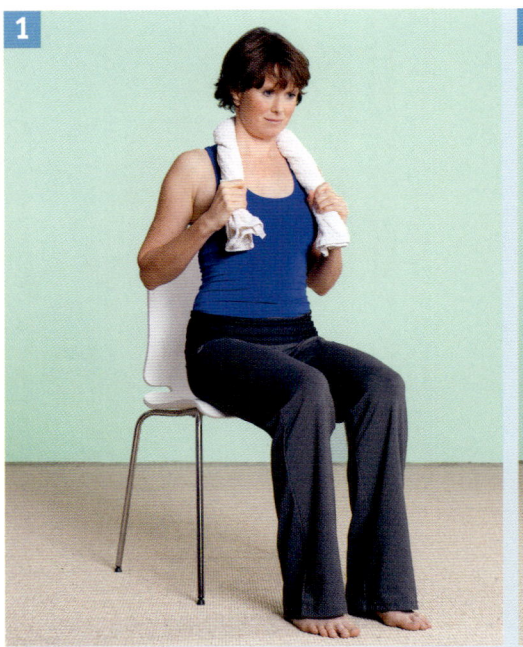
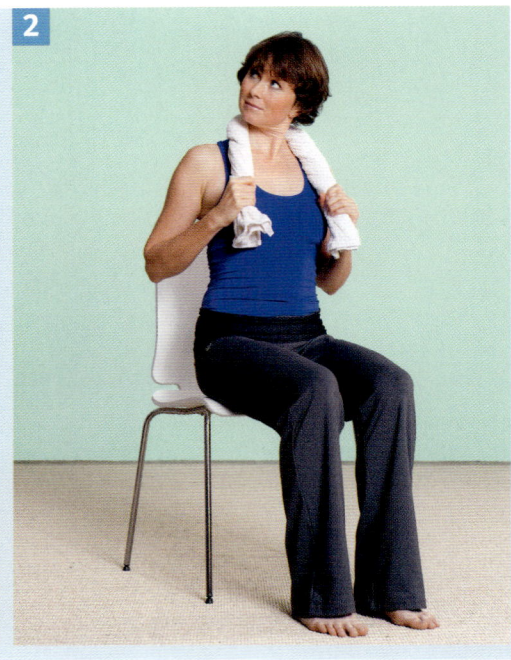

5. Übung: Mobilisation, kombiniert mit Kräftigung

1 Legen Sie das Handtuch in den Nacken und halten Sie die Enden vorn fest. Den Kopf zuerst nach vorn senken und das Kinn etwas zum Brustbein hin anziehen; der Blick folgt der Bewegung.

2 Dann den Kopf nach rechts drehen (wobei die Halswirbelsäule aber gebeugt bleibt) und aus den Augenwinkeln zur Decke hochschauen. In der Endposition die Halswirbelsäule 6 bis 10 Sekunden gegen das rechte Handtuchteil spannen, dann lösen und den Kopf langsam zurückdrehen.
Die Seite wechseln; jeweils 4-mal.

6. Übung: Entlastung der Halswirbelsäule, Kräftigung

3 Legen Sie sich auf den Rücken und stellen Sie die Beine auf, sodass der Rücken gut aufliegt. Legen Sie das zusammengerollte Handtuch unter den Hinterkopf und halten Sie es rechts und links neben dem Kopf fest. Schieben Sie zuerst den Scheitel nach hinten in die Weite und heben Sie dann den Kopf und das Handtuch ein wenig vom Boden ab.
Wichtig: Der Blick ist dabei nach oben zur Decke gerichtet; der Hinterkopf befindet sich also auf einer Linie mit dem Rücken.
Dann den Kopf nach unten gegen das Handtuch drücken und gleichzeitig nach hinten in die Weite schieben. Die Spannung 6 bis

10 Sekunden halten, dann lockerlassen und den Kopf ablegen. 4- bis 6-mal wiederholen. Danach den Kopf schwer liegen lassen.

Variation

4 Mobilisation: Gleiche Ausgangsstellung wie oben. Jedoch während Sie oben das Handtuch kurz gefasst haben, sollten Sie es jetzt an den Enden fassen.

Der Kopf liegt wieder schwer in dem Handtuch und die Enden halten Sie über sich. Dann ziehen Sie am linken Handtuchende, dabei dreht sich der Kopf nach rechts, dann langsam am rechten Handtuchende ziehen, wobei der Kopf sich nach links dreht. Einige Male im sanften Wechsel. Danach den Kopf ablegen und nachspüren. Diese Übung wird als sehr angenehm empfunden.

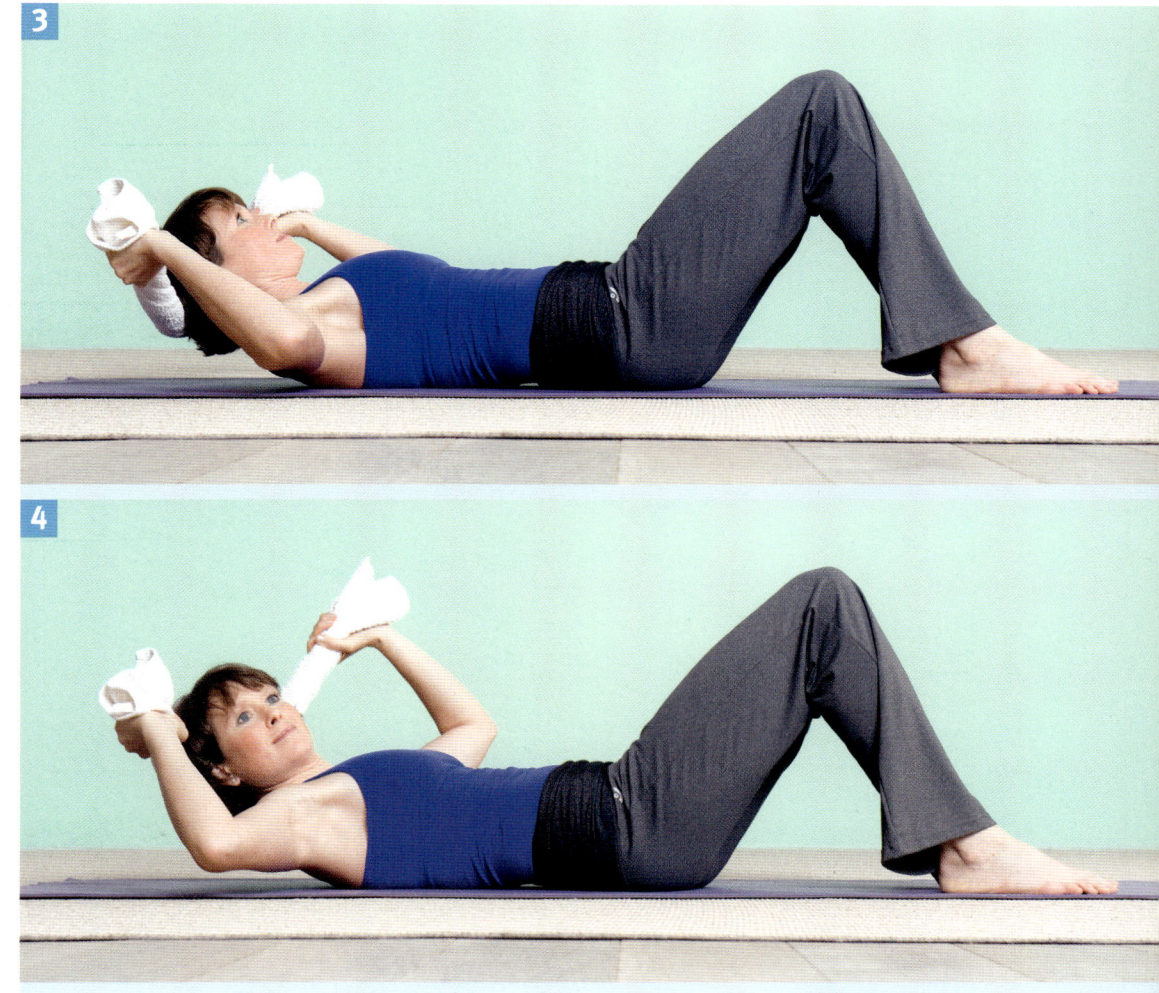

Übungsprogramm 7: Mit Stuhl und Redondo-Ball

Für die folgenden Übungen benötigen Sie einen weichen, luftgefüllten Redondo-Ball, einen Tennisball sowie einen Stuhl mit Lehne. Als Ausgangsstellungen kommen Stand, Vierfüßlerstand, Unterarmstütz und Rückenlage zum Einsatz.

Vorweg: Lockerungsübung

Lockern Sie wie immer zu Anfang Ihre Arme und Schultern aus. Während Sie das tun, bewegen Sie sich einfach mit den Füßen auf- und abfedernd durch das Zimmer, am besten mit flotter Musik.
Bleiben Sie vor einem Stuhl mit einer möglichst hohen Rückenlehne stehen, und legen Sie Ihre Hände auf die Stuhllehne.

1. Übung: Dehnung und Mobilisation

1 Die Hände auf eine Stuhllehne legen und den Oberkörper vorbeugen, sodass der Rücken gerade ist und mit den Armen eine Linie bildet. Die Knie sind im Kniegelenk leicht gebeugt. Der Kopf befindet sich zwischen den Armen, wobei die Stirn nach unten zeigt und auch der Blick nach unten gerichtet ist.
Spüren Sie zunächst die Dehnung im Schulter-, Brust- und wahrscheinlich auch im Oberschenkelbereich.
Nun ziehen Sie das Kinn zur rechten Achsel hin an und schauen auch dorthin. 10 Sekunden in dieser Stellung bleiben und den Atem gelöst kommen und gehen lassen. Dann den Kopf nach vorn in die Ausgangsstellung dre-

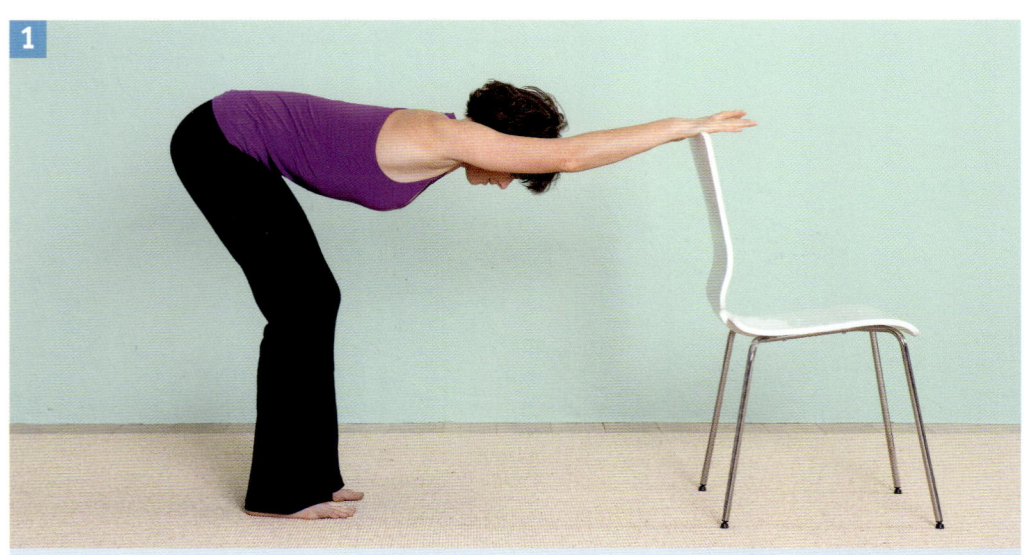

hen und kurz entspannen. Den Kopf nach links drehen und aus den Augenwinkeln nach oben zur Decke schauen. Den Kopf dabei aber nicht in den Nacken nehmen; er bleibt zwischen den Armen. Nach 10 Sekunden zurückdrehen und die Seite wechseln, jeweils 2- bis 4-mal.

2 + 3 Beide beschriebenen Bewegungen verbinden, ohne zwischendurch in die Ausgangsstellung zurückzukommen.
Also zuerst das Kinn zur Achsel hin bewegen, dann den Kopf zur – gegengleichen – Seite drehen.

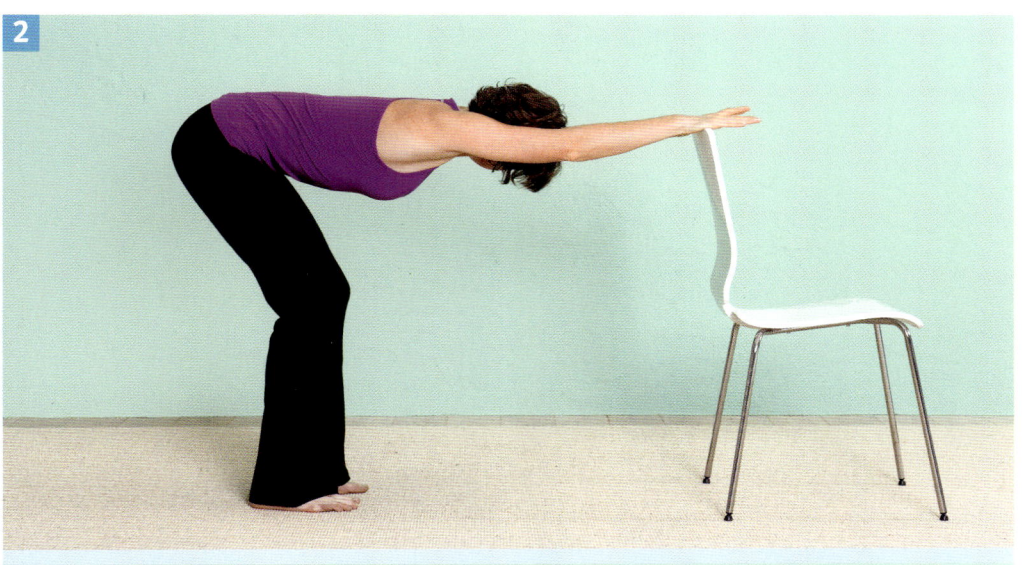

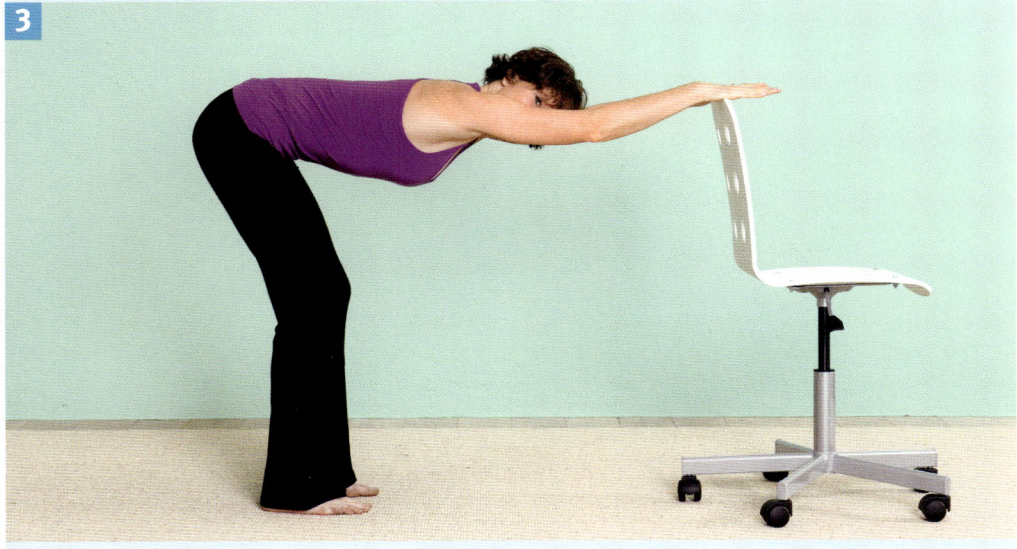

2. Übung: Kräftigung

1 Wiederholen Sie die vorher beschriebene Übung im Vierfüßlerstand, also auf Händen und Knien. Anschließend begeben Sie sich noch etwas tiefer in den Unterarmstütz und führen sie auch dort aus.

2 Auf Knien und Unterarmen aufstützen und die Stirn in beide angehobenen Hände legen, sodass Rücken und Nacken eine Linie bilden. Zuerst die Entlastung und Entspannung im Schulter- und Nackenbereich sowie in der Halswirbelsäule bewusst wahrnehmen. Nach der entspannten Wahrnehmung folgt die Kräftigung:
Drücken Sie die Stirn fest in die Hände, und halten Sie die Spannung 6 bis 10 Sekunden, dann entspannen Sie.
4- bis 6-mal wiederholen.

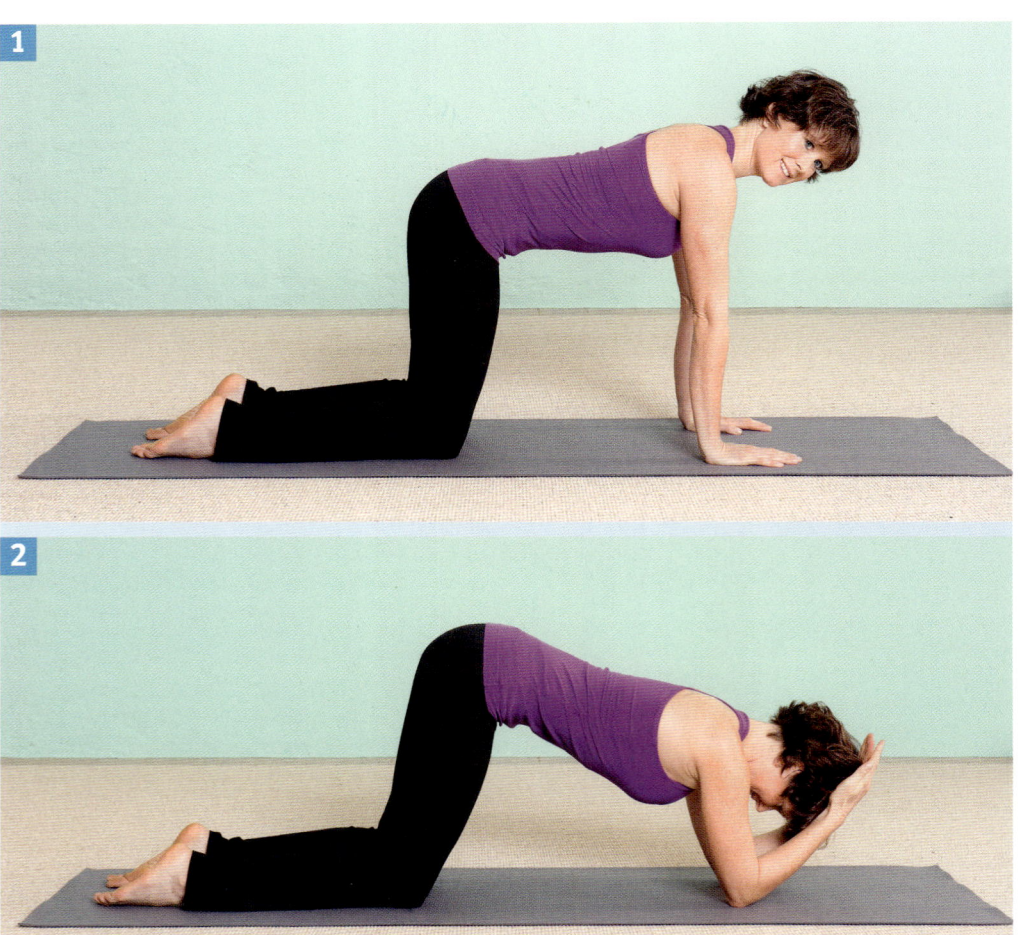

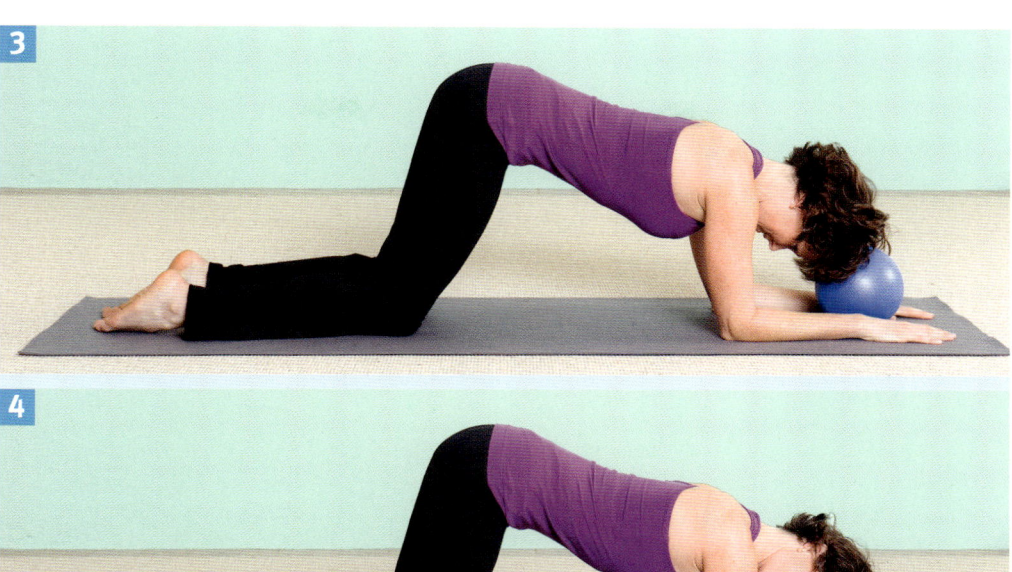

3. Übung: Kräftigung und Mobilisation

3 Gleiche Ausgangsstellung wie oben, nehmen Sie jetzt den weichen Redondo-Ball zur Hand und legen ihn vor sich auf den Boden, wie gerade eben den Tennisball.
Legen Sie dann die Stirn darauf, etwa im Bereich des Haaransatzes.
Wichtig ist, dass die Halswirbelsäule nicht abgeknickt ist, sondern der Hinterkopf eine Linie mit dem Rücken bildet. Dann das Kinn zum Brustbein hin anziehen und ganz bewusst die Dehnung hinten im Nackenbereich spüren. Diese Position 6 bis 10 Sekunden aushalten

und dabei gelöst weiteratmen. Dann den Kopf entspannt zurückbewegen. Insgesamt ist dies eine sehr kleine Bewegung, aber sehr wirkungsvoll.

Variation

4 Gleiche Ausgangsstellung wie oben, jedoch den Kopf seitlich auf den Ball legen, sodass die rechte Kopfseite auf dem Ball schwer aufliegt. Dann diese Kopfseite nach unten gegen den Ball drücken und die Spannung 6 bis 10 Sekunden halten. Dann lockerlassen. Übung 2- bis 4-mal wiederholen. Nachspüren und die Seite wechseln.

4. Übung: Atem- und Entspannungsübung

Diese wirkungsvolle Atemübung wird Ihnen besonders gut tun, außer wenn die Verspannungen im Nackenbereich außergewöhnlich stark sind. Verbleiben Sie in der beschriebenen Übungshaltung deshalb nur so lange, wie es Ihnen angenehm ist. Mit der Zeit werden Sie sie sicher immer länger aushalten können.

1 In der Rückenlage beide Beine aufstellen oder die Unterschenkel auf einen Hocker oder anderen Sitzplatz auflegen. Schieben Sie den Tennisball unter Ihren Hinterkopf, und zwar dorthin, wo sich zwischen beiden Ohren oder etwas höher die Kuhle befindet. Die Nasenspitze sollte dabei zur Decke oder etwas nach vorn zeigen; auf keinen Fall darf sie nach hinten zeigen, d. h. der Kopf überstreckt werden. Legen Sie die Hände locker auf den Bauch

oder neben sich auf den Boden. Geben Sie das Gewicht Ihres Kopfes an den Ball ab und konzentrieren Sie sich auf Ihren Atem.

Atmen Sie zum Bauch hin durch die Nase ein und stellen Sie sich vor, wie der Atemstrom an Ihrer Wirbelsäule entlang nach oben bis zum Hinterkopf – dorthin, wo der Ball liegt – fließt. Danach die Luft langsam und gelöst durch den Mund ausströmen lassen und sich vorstellen, dass diese vom Hinterkopf durch den Ball in den Boden hinein abgegeben wird – und mit ihr alle Anspannung.

Führen Sie die Übung wie vorher aus. Wenn Sie sich vorstellen, wie der Atem hoch bis zum Hinterkopf fließt, schieben Sie zusätzlich Ihren Scheitel in die Weite, also nach hinten. Dabei bewegt sich der Kopf ein wenig über den Ball, der Nacken streckt sich noch mehr. Beim Ausatmen den Kopf gelöst zurückgleiten lassen. Den Ball ab und zu zurechtrücken.

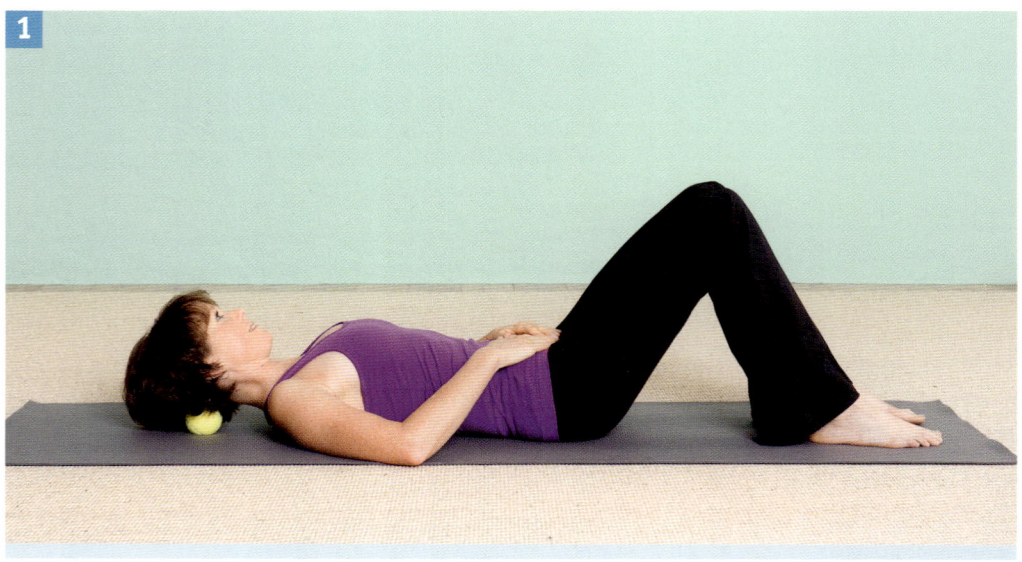

Übungsprogramm 8: Mit Noppenball und Handtuch

Es werden ein kleiner Noppenball und ein Handtuch verwendet. Ausgangsstellungen sind Stand, Sitz und Rückenlage.

Vorweg: Lockerung des Schultergürtels

Im Stehen (die Knie sind leicht gebeugt) oder im aufrechten Sitz:

1 Winkeln Sie die Ellenbogen an, sodass die Unterarme nach vorne zeigen. Dann die Arme, wie beim Walking, wechselseitig vor- und zurückschwingen. Der Oberkörper zeigt dabei nach vorne. Erspüren Sie die Lockerung im Schultergürtel.

1. Übung: Anregung der Durchblutung, Massage

2 (Abb. S. 82) Raufen Sie sich zunächst die Haare, indem Sie sich mit allen Fingern in die Haare fahren und diese dann etwas von sich wegziehen, über den ganzen Kopf hinweg. Das regt die Durchblutung im Kopfbereich an und macht einen klaren Kopf. Für zwischendurch eignet sich diese Übung bestens.

3 (Abb. S. 82) Eine andere durchblutungsfördernde und für die Kopfmuskeln entspannende Übung kann mit dem Noppenball ausgeführt werden: Rollen Sie den Ball über

Ihren ganzen Kopf: am Hinterkopf hin und her, über den Vorderkopf und auch seitlich an den Ohren vorbei. Nehmen Sie sich danach Zeit zum Nachspüren. Fühlt sich die Kopfhaut stärker durchblutet an?

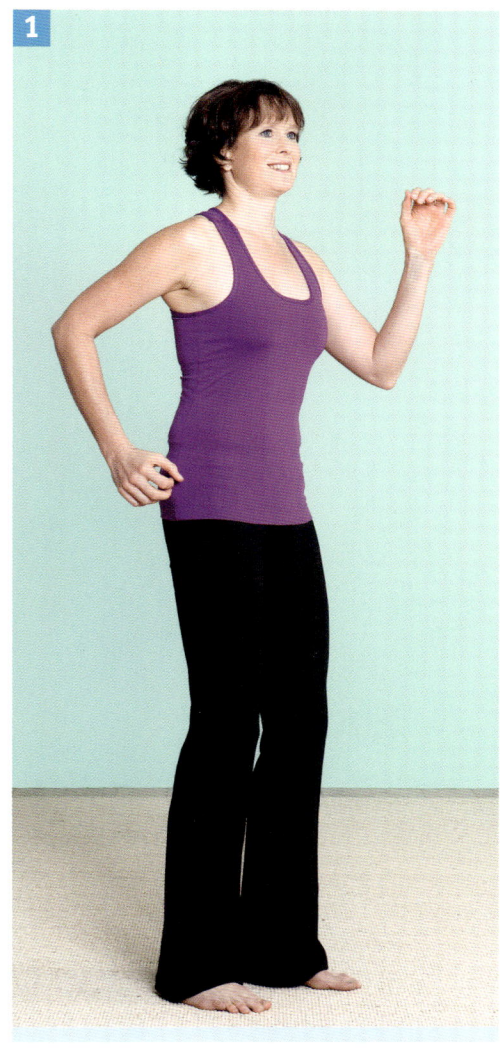

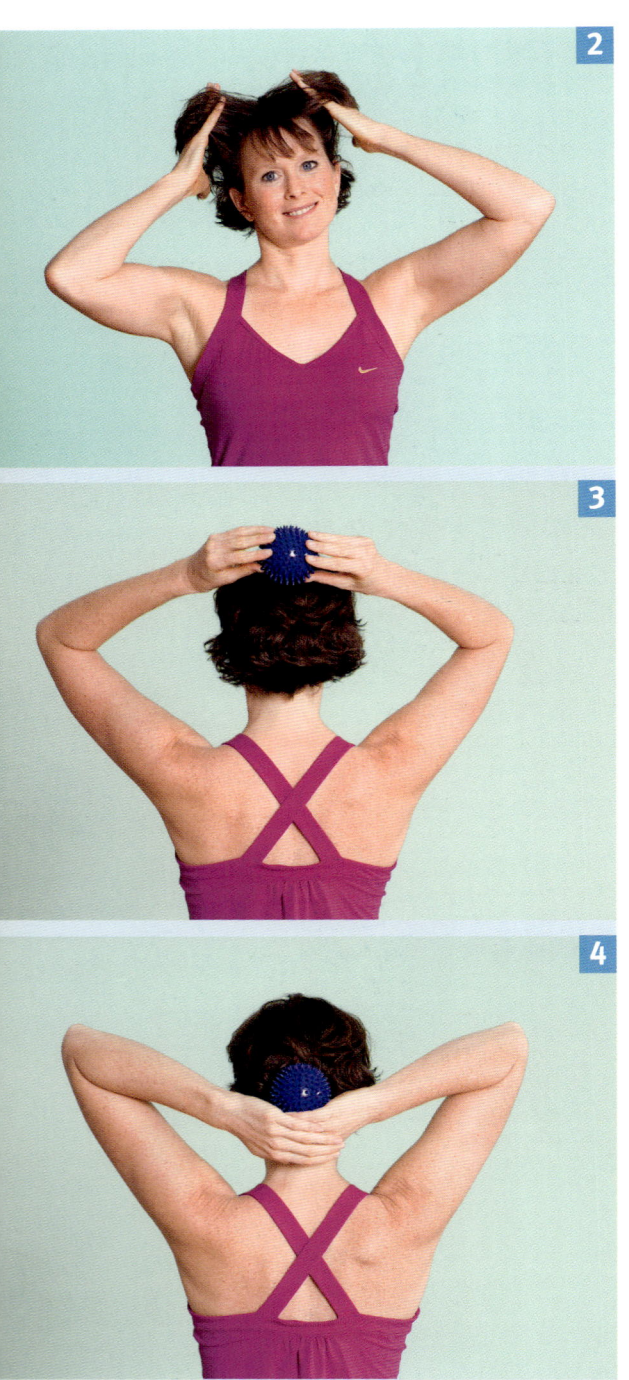

4 Jetzt legen Sie den Noppenball an Ihren Hinterhauptrand, in die Kuhle in der Mitte. Legen Sie beide Hände übereinander auf den Ball und üben Sie leichten Druck auf ihn aus. Die Ellenbogen zeigen dabei nach außen. Achten Sie darauf, dass Sie im Schulterbereich locker und entspannt bleiben, Schultern nicht nach oben ziehen.
Die Spannung 6 bis 10 Sekunden halten, dann entspannen. 4- bis 6-mal wiederholen.

2. Übung: Kräftigung

Legen Sie ein normales Handtuch zweimal zusammen, sodass es ungefähr die Maße 40 auf 20 Zentimeter hat. Dann von der breiten Seite her zusammenrollen, wodurch es eine Rolle ergibt, die in die Halswirbelsäulenkrümmung hineinpasst, wenn man sich vor eine Wand stellt.
Stellen Sie sich mit leicht gebeugten Knien mit dem Rücken an eine Wand (oder setzen Sie sich auf einen vor der Wand stehenden Hocker) und legen Sie die Handtuchrolle zwischen Halswirbelsäule und Wand. Die Füße stehen dabei etwa 30 Zentimeter vor der Wand.
Zuerst das Kreuz gegen die Wand drücken, dann die Halswirbel gegen die Handtuchrolle. Wenn Sie ein Gefühl dafür entwickelt haben, stellen Sie sich vor, den Hinterkopf hochschieben zu wollen und den Nacken lang zu machen.
Die Anspannung 6 bis 10 Sekunden halten, dann lockern, aber den Kopf aufgerichtet lassen. 4- bis 6-mal wiederholen.

1 Nach einer Entspannungspause sollten auch die seitlichen Halsmuskeln gekräftigt werden: Legen Sie die linke Hand seitlich an den Kopf, und drücken Sie den Kopf dagegen. Die Spannung 6 bis 10 Sekunden halten, dann locker lassen. Wiederholen, dann Seite wechseln.

3. Übung: Mobilisation und Lockerung

2 Stellen Sie sich wie vorher vor eine Wand (die Knie sind etwas gebeugt, die Füße ste-

hen etwa 30 Zentimeter von der Wand entfernt) und legen Sie den Noppenball in die Mitte des Hinterhauptrandes, wo sich die Kuhle befindet.

Drücken Sie zuerst den Kopf etwas dagegen, dann drehen Sie ihn langsam und mit geringem Bewegungsausschlag über den Ball nach rechts und links.

Achten Sie darauf, dass das Kinn nicht nach oben geht, sondern eher leicht angezogen ist. Lassen Sie den Atem ruhig fließen.

Machen Sie die Übung so lange Sie wollen und so lange sie Ihnen gut tut.

Spüren Sie der Übung nach.

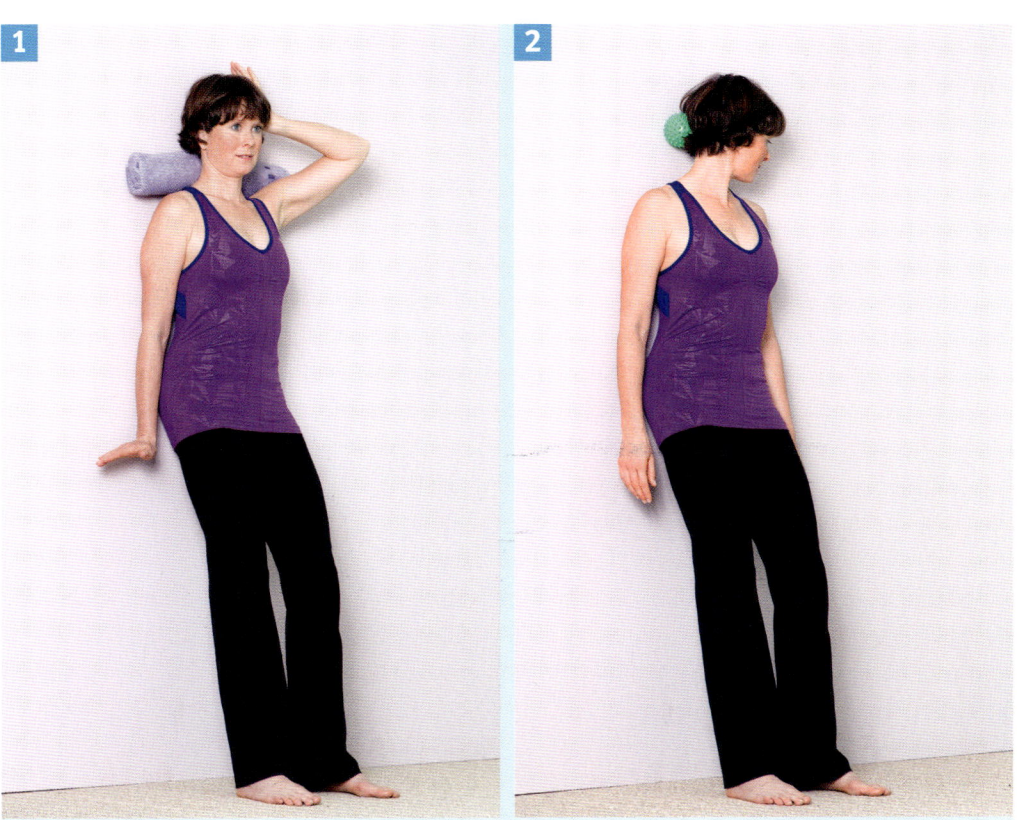

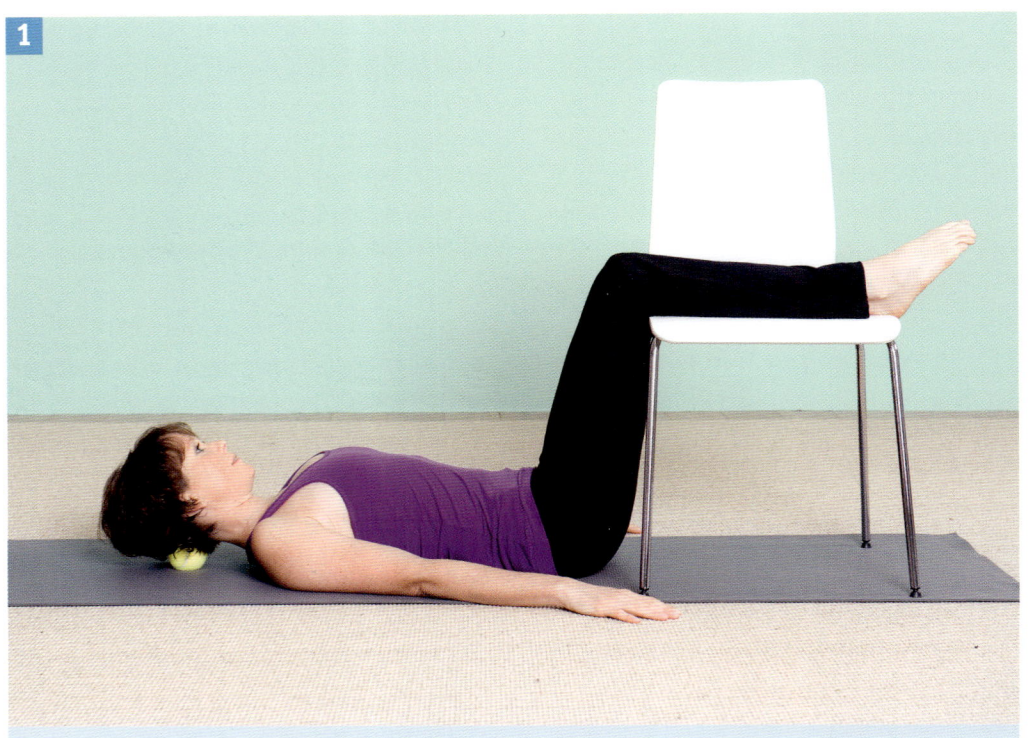

4. Übung: Entspannung der tiefen Nackenmuskeln

1 Legen Sie sich bequem auf eine Iso-Matte oder eine Decke auf den Boden. Die Beine aufstellen oder die Unterschenkel auf einen Stuhl legen, sodass das Kreuz gut aufliegt. Dann den Noppenball unter den Kopf legen, wiederum in die Kuhle in der Mitte des Hinterhauptrandes oder etwas weiter oben. Suchen Sie sich eine bequeme Stellung. Wenn Ihnen diese Übung zu unangenehm wird, brechen Sie sie ab, indem Sie den Ball vorziehen und den Kopf auf dem Boden ruhen lassen.

Rollen Sie den Kopf in derselben Stellung ein wenig nach rechts und links über den Ball, und spüren Sie die Massage am Hinterkopf. Den Kopf noch kurz auf dem Ball liegen lassen; dann den Hinterkopf auf den Boden auflegen und der Übung nachspüren.

Variante
Legen Sie den Ball doch auch einmal unter das Kreuzbein und geben Sie Ihr ganzes Gewicht über den Ball an den Boden ab. Das entspannt im Becken-Kreuz-Bereich, was Sie besonders dann spüren, wenn Sie den Ball nach einer Weile vorziehen und sich auf das nun auf dem Boden aufliegende Kreuzbein konzentrieren.

Übungsprogramm 9: Mit Thera-Band®

Sie benötigen ein Thera-Band® (Gummiband aus Latex), das es in verschiedenen Stärken und Farben in Sportgeschäften gibt. Es eignet sich besonders für Kräftigungs-, aber auch für Dehnungsübungen. Ausgangsstellungen sind Sitzen oder Stehen und der Unterarmstütz.

1. Übung: Lockerung, Atmung, Dehnung

1 Im Gehen, Stehen oder Sitzen das Thera-Band® etwa schulterbreit fassen und in alle möglichen Richtungen schwingen, sowohl vor als auch neben dem Körper.

2 Beide Arme mit dem gespannten Thera-Band® nach oben nehmen und weit über dem Kopf leicht auseinander ziehen, dabei einatmen. Beim Nach-unten-Führen langsam und gelöst ausatmen. 2- bis 4-mal wiederholen.

Anschließend legen Sie das Thera-Band® über Ihre rechte Schulter und fassen es vorn mit der rechten und hinten mit der linken Hand etwa in Brusthöhe.

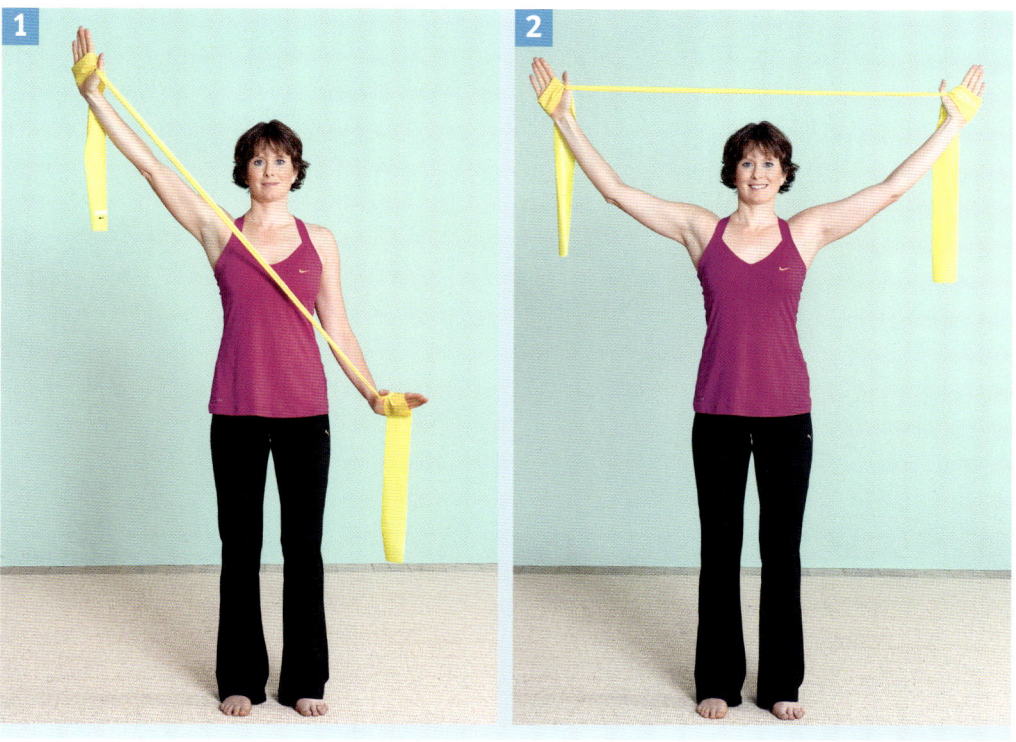

1 + 2 Spannen Sie es nun an, indem Sie beide Teile nach unten ziehen, und lassen Sie die Schulter bewusst mit nach unten gehen. Jetzt zuerst den Kopf vom Scheitel her nach oben recken und dann zur linken Seite legen, sodass sich das linke Ohr der linken Schulter nähert.

Etwa 30 Sekunden in der Dehnung verharren, dann die Spannung lösen, den Kopf aufrichten und nachspüren. Seitenwechsel; jede Seite 4-mal.

Variation

3 Legen Sie das Thera-Band® wie vorher über Ihre rechte Schulter und schieben Sie diese mit dem Band nach unten.

Drehen Sie dann den Kopf nach links und senken Sie das Kinn in Richtung linker Schulter.

Nach 20 bis 30 Sekunden den Kopf zurückdrehen. Seitenwechsel.

2. Übung: Kräftigung

4 Legen Sie das Thera-Band® verkürzt in den Nacken (evtl. ein Tuch zwischen Nacken und Latexband legen).

Den Nacken 6 bis 10 Sekunden gegen das Band drücken, dann entspannen.

4- bis 6-mal wiederholen.

3. Übung: Dehnung, Lockerung, Mobilisation

5 Legen Sie das Thera-Band® breitflächig auf den Hinterkopf (evtl. wieder ein Tuch zwischen Kopf und Band legen) und halten Sie es vorn fest. Den Kopf vorbeugen. Jetzt drehen Sie den Kopf gegen den Widerstand des Bandes nach rechts und schauen zu Ihrer rechten Schulter. In der Endstellung 6 bis 10 Sekunden verharren und gelöst weiteratmen.

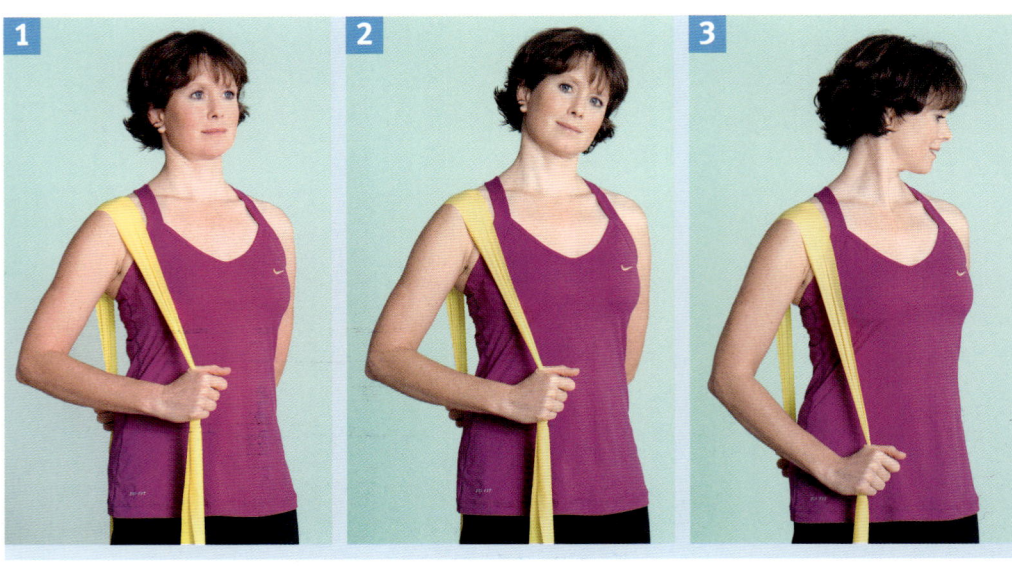

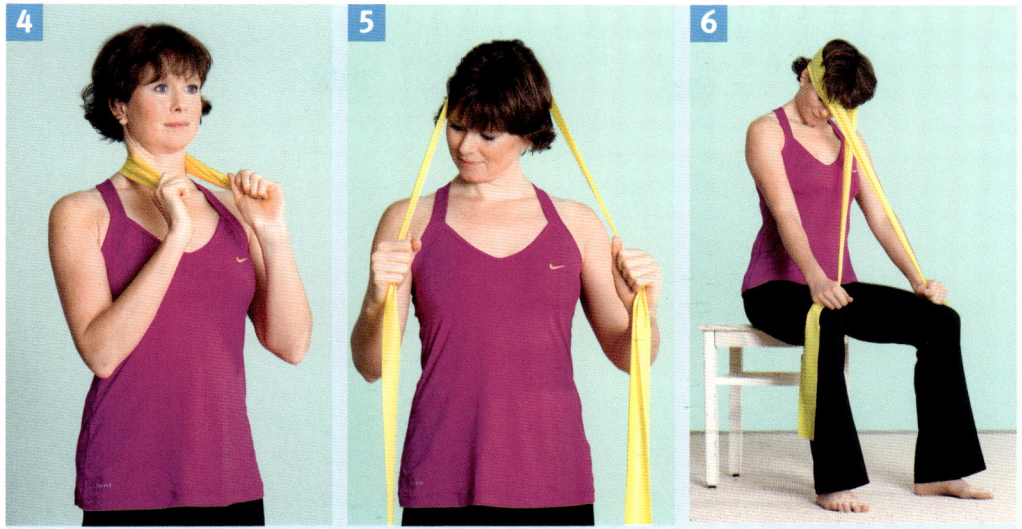

Dann den Kopf in der vorgebeugten Stellung zur anderen Seite drehen.
Zu jeder Seite 4-mal.

6 Man kann das Thera-Band® auch überkreuzen, sodass man den rechten Teil in der linken Hand und den linken Teil in der rechten Hand hält.

Variation

7 Legen Sie das Thera-Band® breitflächig um den Hinterkopf und überkreuzen Sie es vor der Stirn. Halten Sie den rechten Teil mit der linken Hand und den linken Teil mit der rechten Hand fest und halten Sie es gespannt. Achten Sie zuerst auf eine aufrechte Kopfhaltung und drehen Sie dann den Kopf gegen den Widerstand des Thera-Bandes® zur rechten Seite. Halten Sie die Spannung 4 bis 6 Sekunden, dann zur linken Seite genauso. Jede Seite 2- bis 4-mal.

Achten Sie darauf, dass das Kinn eher ein wenig zurückgedrückt wird und nicht nach oben geht. Die Schultern danach lockern.

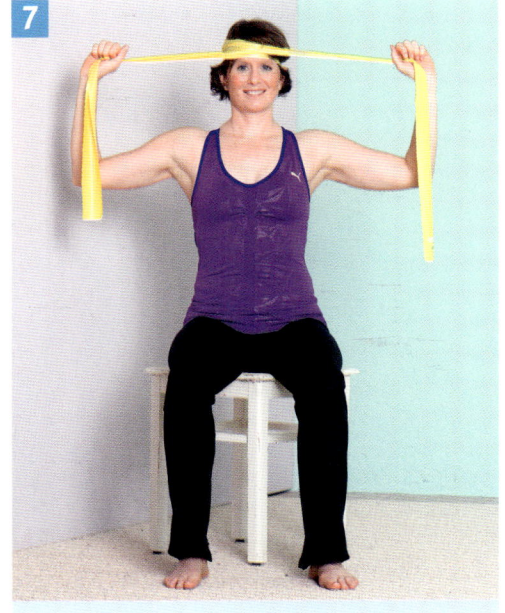

4. Übung: Kräftigung

1 Stellen Sie sich einen Schritt von einer Wand entfernt auf und nehmen Sie das Thera-Band® etwas mehr als schulterbreit in beide Hände.
Legen Sie das Band um Ihren Hinterkopf, kommen Sie mit Ihrem Oberkörper in einer leichten Schräglage nach vorn und stützen Sie sich mit beiden Händen (in denen Sie das

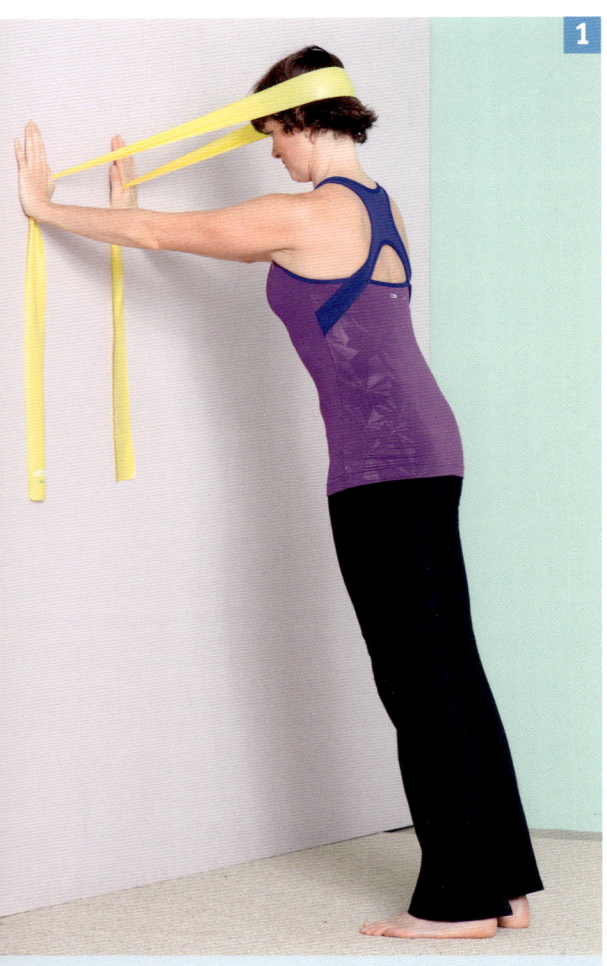

Band festhalten) an der Wand ab. Ihr gesamter Körper bildet dabei eine Linie, die Ellenbogen sind gebeugt. Sie können das Band auch mit Hilfe einer Tür befestigen.
Spannen Sie nun zuerst bewusst die Bauch- und Gesäßmuskeln an, sodass Ihr Becken stabilisiert ist und kein unphysiologisches Hohlkreuz entsteht. Dann den Kopf gegen den Widerstand des Bandes nach hinten drücken, wobei sich die Ellenbogen etwas strecken.
Den Kopf aber nicht nach hinten abknicken!
Halten Sie die Anspannung 6 bis 10 Sekunden lang und geben Sie dann wieder nach. Wiederholen Sie die Übung 4- bis 6-mal.
Danach gut entspannen und die aufrechte, leichtere Kopfhaltung bewusst wahrnehmen. Vielleicht haben Sie jetzt das Gefühl, dass Sie den Kopf nun leichter tragen und balancieren können.
Mit dem Kopf ganz kleine, minimale Nickbewegungen ausführen.

Variation
Drehen Sie den Kopf ein wenig gegen den Widerstand des Thera-Bandes® nach rechts und halten Sie die Spannung 4 bis 6 Sekunden, dann nach links. 2- bis 4-mal mit jeder Seite, danach entspannen und nachspüren. Wie fühlt sich der Nackenbereich jetzt an?

Die Übung mit dem Thera-Band® an der Wand ist besonders empfehlenswert.
Achten Sie dabei unbedingt auf eine gute Ausgangsstellung des Kopfes. Der Hinterkopf muss sich in einer Linie mit dem Rücken befinden und das Kinn sollte eher leicht nach unten zeigen.

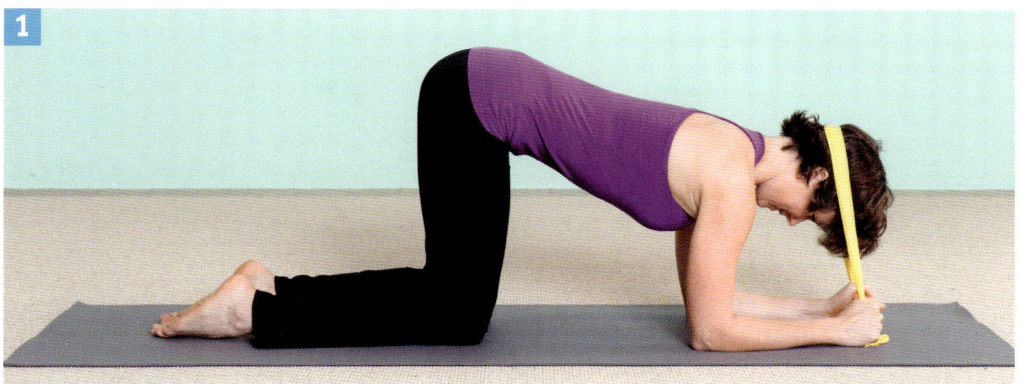

5. Übung: Kräftigung

1 Knien Sie sich auf den Boden und legen Sie die Unterarme auf. Wirbelsäule und Hinterkopf befinden sich auf einer geraden Linie. Legen Sie das Thera-Band® über den Hinterkopf und achten Sie darauf, dass das Kinn zu Ihrem Brustkorb hin zeigt.

Spannen Sie das Thera-Band® sehr kurz und halten Sie es mit der rechten und linken Hand etwas am Boden fest. Drücken Sie dann den Hinterkopf gegen den Widerstand des Bandes nach oben.

Der Kopf bewegt sich dabei kaum; es geht hier nur um eine isometrische Anspannung ohne Bewegungsausschlag.

Die Spannung 6 bis 10 Sekunden halten. Dann entspannen. Diese Übung 4- bis 6-mal wiederholen.

Variation

Ausgangsstellung wie oben, dann den Kopf gegen den Widerstand des Bandes langsam abwechselnd nach rechts und links drehen.

6. Übung: Entspannung

Legen Sie sich auf den Boden, wobei Sie das zusammengelegte Handtuch unter Ihren Kopf legen können. Die Beine entweder aufstellen oder die Unterschenkel auf einen Hocker legen. Die sog. Stufenlagerung ist besonders rückenfreundlich und entspannend. Atmen Sie nun ganz gelöst ein und aus, und spüren Sie Ihren Atem. Können Sie ihn im Bauchraum wahrnehmen? Spüren Sie, wie der Bauch sich hebt und senkt?

Nach einer Weile atmen Sie bewusst zum Nacken hin ein und aus. Können Sie wahrnehmen, wie der Nacken beim Einatmen sich eher etwas dehnt und beim Ausatmen sich entspannt? Spüren Sie dem Atem ganz ruhig, entspannt und gelöst nach. Mit jeder Ausatmung lassen Sie Schultern, Nacken und Kopf schwerer und schwerer werden. Entspannen Sie sich mehr und mehr, und lassen Sie die gesamten Nackenmuskeln zur Ruhe kommen. Lassen Sie auch Ihr Gesicht ganz locker, sodass der ganze Kopfbereich zur Ruhe kommt.

Übungsprogramm 10: Am Schreibtisch

Dieses Übungsprogramm eignet sich ganz besonders für alle Schreibtisch- und Computer-Arbeiter. Sehr viele Halswirbelsäulen-/Nackenprobleme entstehen durch stundenlanges Sitzen am PC. Jeder sollte sich angewöhnen, immer wieder zwischendurch Übungen auszuführen, die die Halswirbelsäule entlasten und die Nackenmuskeln lockern.

1. Übung: Lockerung der Schulterpartie

1 Setzen Sie sich aufrecht auf einen Stuhl (evtl. Schreibtischstuhl) und legen Sie die Hände überkreuzt auf die Oberschenkel. Strecken Sie dann die Arme schwungvoll diagonal nach oben und spreizen Sie die Finger,

sodass die Handflächen nach vorne zeigen. Der Oberkörper und der Blick bleiben dabei nach vorne gerichtet.
Einige Male hintereinander, dann gelöst sitzen bleiben und nachspüren.

Variation
Wenn Sie die Arme nach oben strecken, schauen Sie einmal der rechten Hand hinterher, das nächste Mal der linken. Immer im Wechsel.

2. Übung: Massage der Nackenmuskeln

2 Setzen Sie sich auf die Vorderkante eines (Schreibtisch-)Stuhles. Beugen Sie sich mit

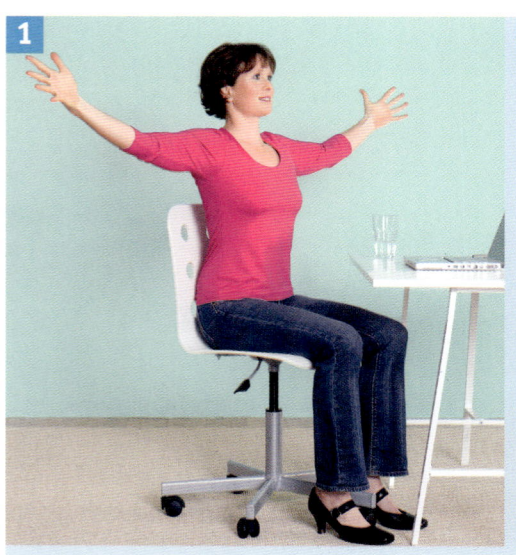

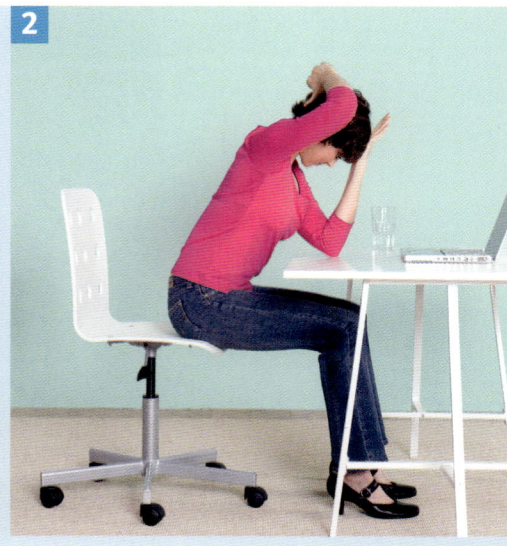

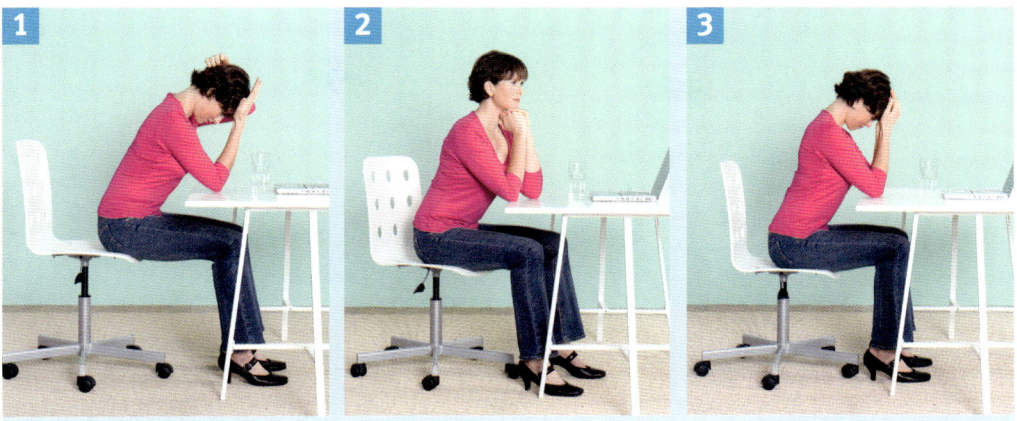

geradem Rücken (nicht krumm werden) nach vorne und setzen Sie den linken Ellenbogen auf der Schreibtischplatte auf. Legen Sie dann den Kopf in die linke Handfläche und stützen Sie ihn ab.

Legen Sie nun den Daumen der rechten Hand ganz oben am Haaransatz neben die Wirbelsäule und streichen Sie einige Male den Muskel neben der Halswirbelsäule von oben nach unten aus.

Spüren Sie dann der Massageübung nach und behandeln Sie die andere Seite genauso.

Variation 1
1 Ausgangsstellung wie vorher, aber mit den mittleren Fingerknöchelchen der Faust den Muskel neben der Halswirbelsäule von oben nach unten ganz langsam ausstreichen.

Variation 2
Ausgangsstellung wie oben, jedoch mit einem Noppenball neben der Wirbelsäule hoch- und runterrollen.

3. Übung: Entlastung der Halswirbelsäule; Kräftigung der vorderen Halsmuskulatur

2 Setzen Sie sich wie vorher auf einen Stuhl und beugen Sie sich mit geradem Rücken nach vorne. Setzen Sie beide Ellenbogen auf die Schreibtischplatte.

Verschränken Sie beide Hände übereinander zu Fäusten und legen Sie das Kinn darauf. Dann das Kinn kräftig nach unten gegen die Fäuste drücken. Die Spannung 6 bis 10 Sekunden halten, dann lockerlassen. 4- bis 6-mal.

Variation
3 Verschränken Sie bei dieser Übung beide Hände vor der Stirn und legen Sie die Stirn darauf.

Drücken Sie die Stirn nach unten gegen die Hände und ziehen Sie das Kinn ein wenig in Richtung Brustbein. Die Spannung 6 bis 10 Sekunden halten, dann lockerlassen.

4. Übung: Dehnung für den oberen Schulterbereich und die Brustmuskulatur

Diese Übung sollte immer wieder zwischendurch ausgeführt werden, um die verkürzten Muskeln zu dehnen.

1 Schieben Sie den Stuhl etwas weiter vom Schreibtisch weg, setzen Sie sich auf die Vorderkante und beugen Sie sich mit geradem Rücken nach vorne.
Der Hinterkopf befindet sich in einer Linie mit dem Rücken, das Kinn ist leicht angezogen.

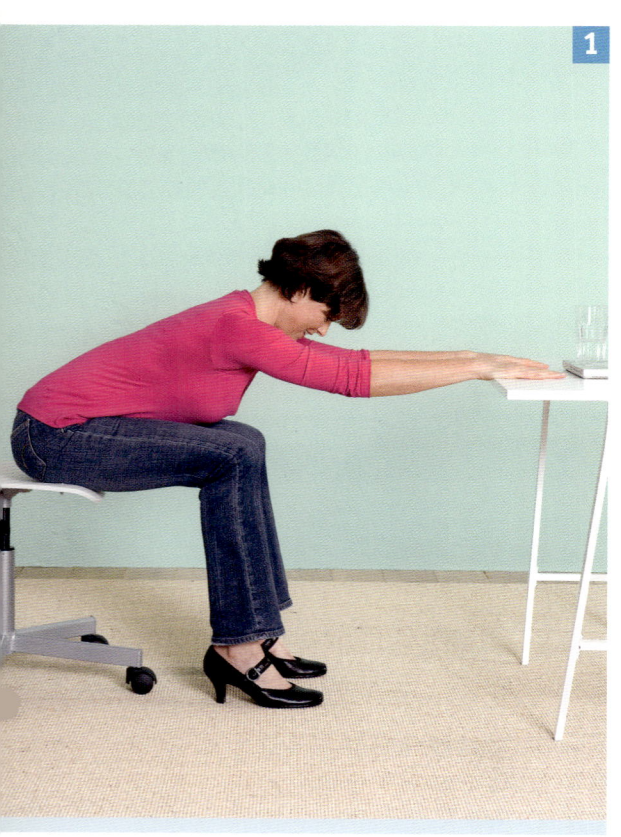

1

Legen Sie die gestreckten Arme oder Hände auf die Schreibtischplatte. Bewegen Sie den Brustkorb nach unten und schieben Sie im Wechsel den rechten und linken Arm weit nach vorne in die Verlängerung. Führen Sie diese Dehnungsübung langsam aus und lassen Sie den Atem gelöst fließen.

Variation
Bleiben Sie in der Dehnposition sitzen. Achten Sie wieder darauf, dass die Stirn nach unten zeigt und das Kinn leicht angezogen ist. Drehen Sie dann den Kopf ein wenig nach rechts und nach links. Führen Sie diese Bewegung ganz langsam aus und konzentrieren Sie sich dabei auf die Halswirbelsäule.

5. Übung: Kräftigung und Massage der seitlichen Nackenmuskeln

2 Setzen Sie sich wie vorher vor einen Schreibtisch oder Computertisch und stützen Sie die Ellenbogen auf. Achten Sie auf eine gerade Rücken- und Kopfhaltung und legen Sie Ihre Hände senkrecht an die rechte und linke Kopfseite. Sie schauen dabei auf die Schreibtischplatte. Drücken Sie dann den Kopf zuerst 6 bis 10 Sekunden gegen die rechte Hand, dann lockerlassen, anschließend gegen die linke Hand. Wiederholen Sie diesen Ablauf 2- bis 4-mal.

3 Legen Sie dann Ihre Fingerkuppen rechts und links neben die Halswirbelsäule und streichen Sie die seitlichen Nackenmuskeln von oben nach unten einige Male aus.

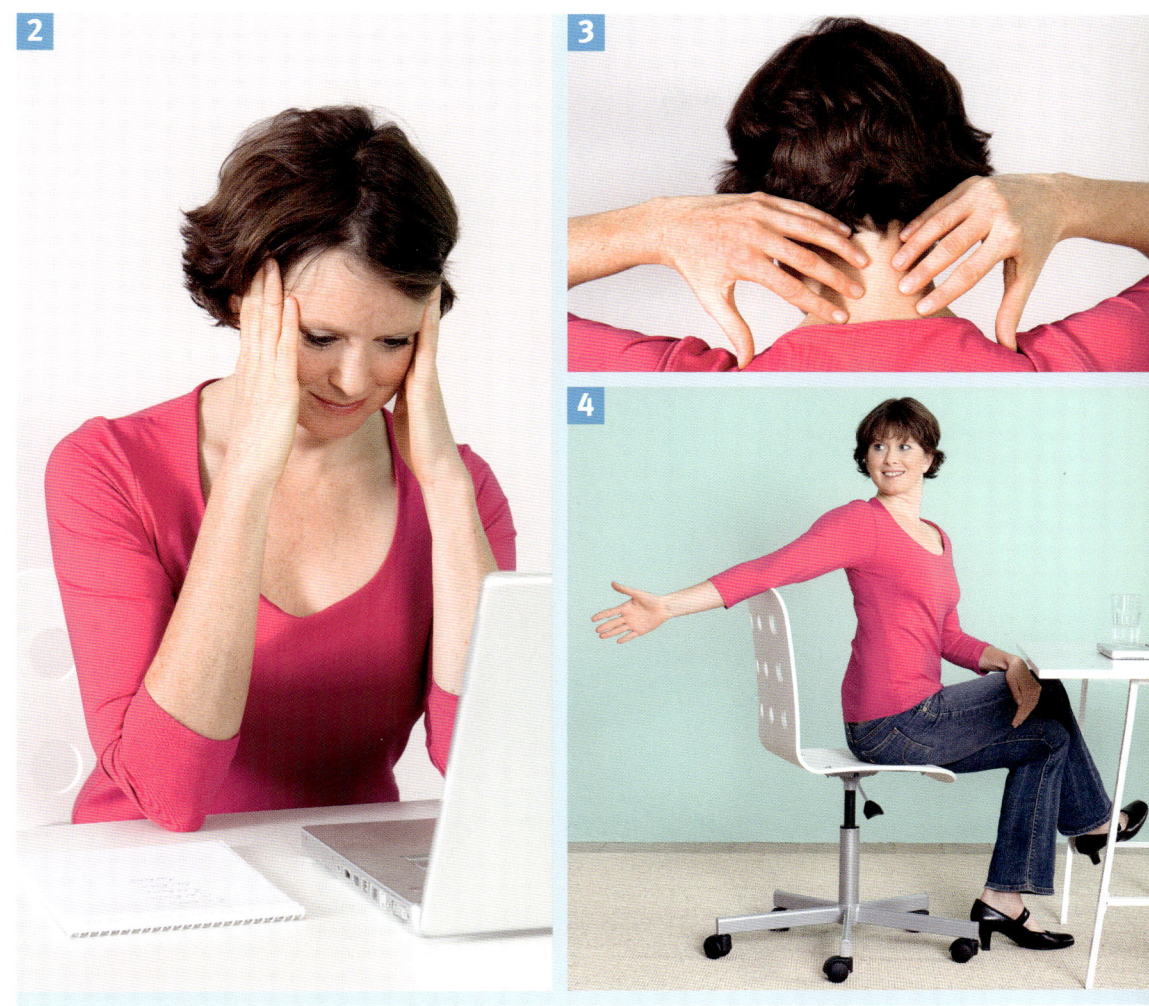

6. Übung: Dehnung und Mobilisation

4 Setzen Sie sich aufrecht auf einen Stuhl und schlagen Sie das linke Bein über das rechte.
Legen Sie die linke Hand an das rechte Knie und drücken Sie sanft dagegen. Drehen Sie dann den Oberkörper, den rechten Arm und die rechte Schulter weit zurück und schauen Sie dabei über die rechte Schulter nach hinten. Diese Dehnposition 20 bis 30 Sekunden halten und dabei gelöst weiteratmen.
Drehen Sie sich danach zurück und spüren Sie der Übung nach. Anschließend zur anderen Seite. Jede Seite 2- bis 4-mal.

7. Übung: Kräftigung der kurzen Kopfnicker; Dehnung der kleinen Nackenmuskeln

1 Beugen Sie den Kopf etwas nach vorne und legen Sie die Daumen beider Hände an die Innenseite der Augenwinkel, direkt unter die Augenbrauen. Legen Sie die Handballen aneinander und die Finger beider Hände übereinander. Drücken Sie dann mit den Augenbrauen nach unten gegen die Daumen und spüren Sie die Dehnung hinten im oberen Nackenbereich. Die Anspannung 6 bis 10 Sekunden halten, dann entspannen. 4- bis 6-mal wiederholen.

Variation
Gleiche Daumen- und Handstellung wie vorher. Dann mit dem Kopf ganz minimale Nickbewegungen gegen die Daumen machen. Kleine Bewegung, aber große Wirkung!

8. Übung: Entspannung und Dehnung

2 Setzen Sie sich auf einen Stuhl und beugen Sie sich langsam nach vorne, indem Sie einen Wirbel nach dem anderen abrollen. Lassen Sie dann den Oberkörper und den Kopf (!) schwer nach unten hängen. Lassen Sie das Gewicht des Kopfes ganz los. Stellen Sie sich vor, dass die Halswirbelsäule länger und länger wird. Die Arme hängen entweder zwischen oder neben den Beinen schwer nach unten.

Variante
Diese Übung ist auch im Stehen sehr angenehm, wenn man sich mit dem Gesäß an einer Wand abstützt und dann den Oberkörper langsam Wirbel für Wirbel abrollt und schließlich mit den Armen schwer nach unten hängen lässt.

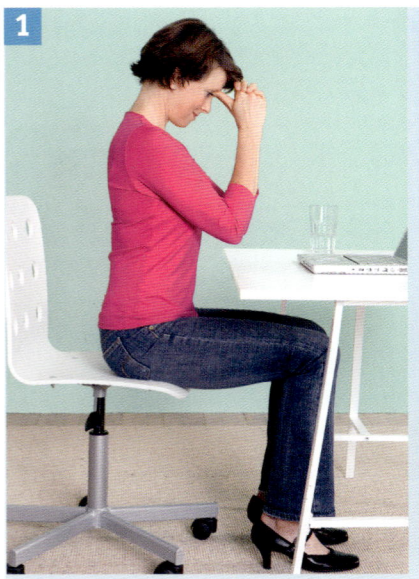
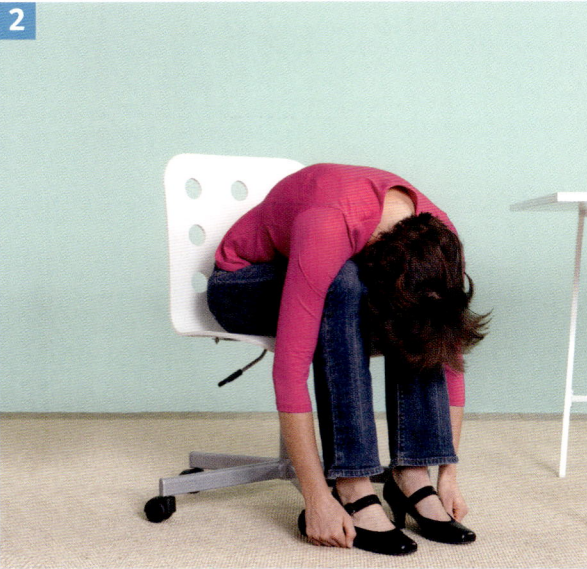

Übungsprogramm 11: Pilates

Joseph Pilates ging es schon Anfang des 20. Jahrhunderts um das achtsame Ausführen der Übungen. Er betonte, dass man sich auf jede Phase der Bewegung konzentrieren solle. Nur so können über Jahre angelegte Automatisationen und ungünstige Bewegungsmuster aufgelöst werden. Je aufmerksamer und präziser die Übungen ausgeführt werden, umso intensiver wirken sie und können in den Alltag übertragen werden. Die Bewegungen können besser kontrolliert werden.

Achtsamkeit und Atmung

Sehr viel Wert legte Pilates auch auf die Atmung. »Lerne vor allem anderen richtig zu atmen«, sagte er.
Im Pilates-Training atmet man durch die Nase ein und durch den Mund aus. Eine verlängerte Ausatmung ist erwünscht und unterstützt die körperlichen sowie seelischen Lösungsprozesse.
Es geht bei Pilates um das Erreichen einer Muskelbalance durch Dehnung, Kräftigung und den tiefen Atem. Sehr viel Wert wird auch auf die Haltung gelegt, also auf die optimale Ausrichtung des Körpers im Alltag sowie bei den Übungen.

Das »Powerhouse«

Eine ganz grundlegende Sache ist bei Pilates das »Powerhouse«. Man spricht auch vom »Pilates-Kraftzentrum« und meint damit die tiefen Bauchmuskeln, Beckenbodenmuskeln sowie tiefen unteren Rückenmuskeln. In der Beckenbodengymnastik wird ebenfalls genau dieses Powerzentrum in der Körpermitte auch aktiviert.
Viele Übungen finden Sie dazu in meinem Buch »Energiequelle Beckenboden«. Pilates betonte damals schon: »Wenn das Fundament gestützt ist, findet auch in der oberen Stockwerken (Rücken, Schultergürtel, Nacken, Kopf) eine Entlastung statt.

Programm nach Wahl

Dieses Übungsprogramm ist länger als die anderen. Sie müssen natürlich nicht jedes Mal alle Übungen hintereinander ausführen, sondern sich einfach fünf oder sechs oder so viel Übungen, wie Sie wollen, aussuchen.
Günstig ist es immer, wenn Sie sich nach einer Übung, die Sie 4- bis 6-mal, aber auch öfter ausführen können, Zeit zum Nachspüren nehmen. Dann können die positiven Auswirkungen der Übung sich richtig vertiefen und »festsetzen«.

Pilates – Übungsprogramm

Für dieses Übungsprogramm benötigen Sie einen weichen Redondo-Ball in der Größe von 22 cm Durchmesser sowie einen Pilates-ring.

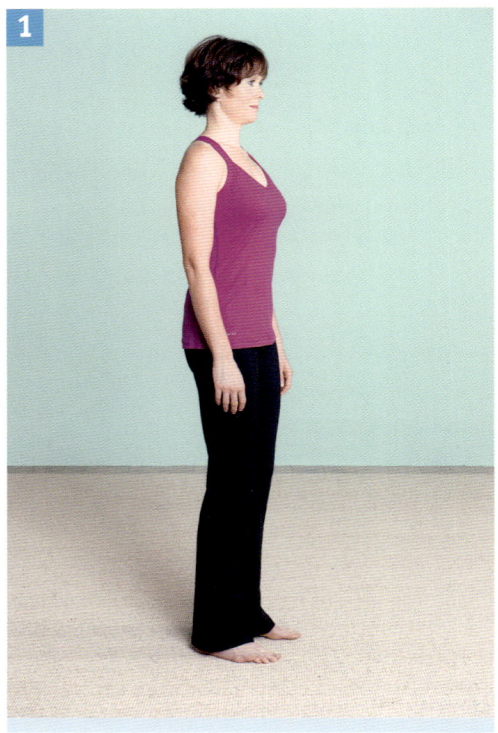

1. Übung: Haltungsübung nach Pilates mit Schulterentspannung

1 Stellen Sie sich aufrecht, mit hüftbreit geöffneten Beinen auf den Boden. Die Füße zeigen geradeaus. Die Gelenke befinden sich, von der Seite betrachtet, in einer Linie.

Gut zu wissen

Pilates beschreibt Körperhaltungen und Übungen gerne mit »Bildern«, weil Bilder besser von dem Gehirn abgespeichert werden können. Er legt viel Wert auf »Imagination« und »Vorstellungskraft«.

Der Kopf thront auf der Halswirbelsäule, wobei der Scheitel des Kopfes in den Himmel schiebt. Der Nacken ist lang, die Schultern weit.

Visualisieren Sie dann die Wirbelsäule als eine Feder, die auseinander gezogen wird. Heben Sie nun beide Schultern in Richtung Ohren und lassen Sie sie ausatmend langsam nach unten gleiten. Stellen Sie sich vor, dass die Schulterblatthebemuskeln kaugummiähnlich in die Länge gezogen werden.

Wenn Sie die Schultern noch einmal anheben, erspüren Sie bewusst die Verkürzung und Anspannung der Schulterblatthebemuskeln; und wenn Sie danach die Schultern ausatmend wieder senken, übergeben Sie sie einfach der Schwerkraft und stellen sich vor, dass die Schulterblätter zum Becken hinuntergleiten, als ob Sie sie in die Hosentaschen schieben wollten (siehe Abb. Seite 46).

Ein anderes Bild: Visualisieren Sie die Schulterblätter wie zwei schmelzende Butterblöcke, während Kopf und Schultern sich voneinander entfernen.

2. Übung: Lösung von Verspannungen im Schulterblattbereich; Pendeln

Stellen Sie sich wie oben aufrecht hin. Die Knie ein wenig beugen; Arme und Schultern seitlich schwer herabhängen lassen, ohne dass die Schultern nach vorne fallen. Die Schultergelenke sollten sich senkrecht über den Hüftgelenken befinden. Stabilisieren Sie zuerst die Körpermitte, das Powerhouse, indem Sie die Bauch- und Beckenbodenmuskeln anspannen. Lenken Sie dann Ihre Aufmerksamkeit auf den rechten Arm. Stellen Sie sich vor, wie er am Schulterblatt hängt und dieses wiederum am Schlüsselbein und Brustbein.

1 Pendeln Sie den rechten Arm nun wie ein dickes Tau in einer fließenden Bewegung vor und zurück, vor und zurück.
Vertrauen Sie das Gewicht des Armes der Schwerkraft an, halten Sie aber den Nacken lang. Spüren Sie, wie dabei auch die Schulter unten bleibt.
Pendeln Sie 30 bis 60 Sekunden und spüren Sie danach der Übung nach. Dann mit dem anderen Arm. Während der Übung den Atem regelmäßig fließen lassen.
Dann beide Arme gegengleich vor- und zurückpendeln.

3. Übung: Schwingen mit dem Pilatesring

2 Diese Übung ist eine Fortführung der vorherigen Übung. Dazu nehmen Sie den Pilatesring in die rechte Hand und konzentrieren sich darauf, wie er von der Schwerkraft nach unten gezogen wird. Dann führen Sie die Pendelbewegung aus.
Danach schwingen Sie den Ring mit der rechten Hand einatmend zurück und ausatmend (durch den Mund) weit nach vorne. Dort übergeben Sie ihn in die linke Hand. Im Wechsel üben. Sie können auch den Atem einfach gelöst mitschwingen lassen.
Achten Sie bei der Übung auf ein aktiviertes Powerhouse und einen stabilen, gleichmäßig ausbalancierten Stand.

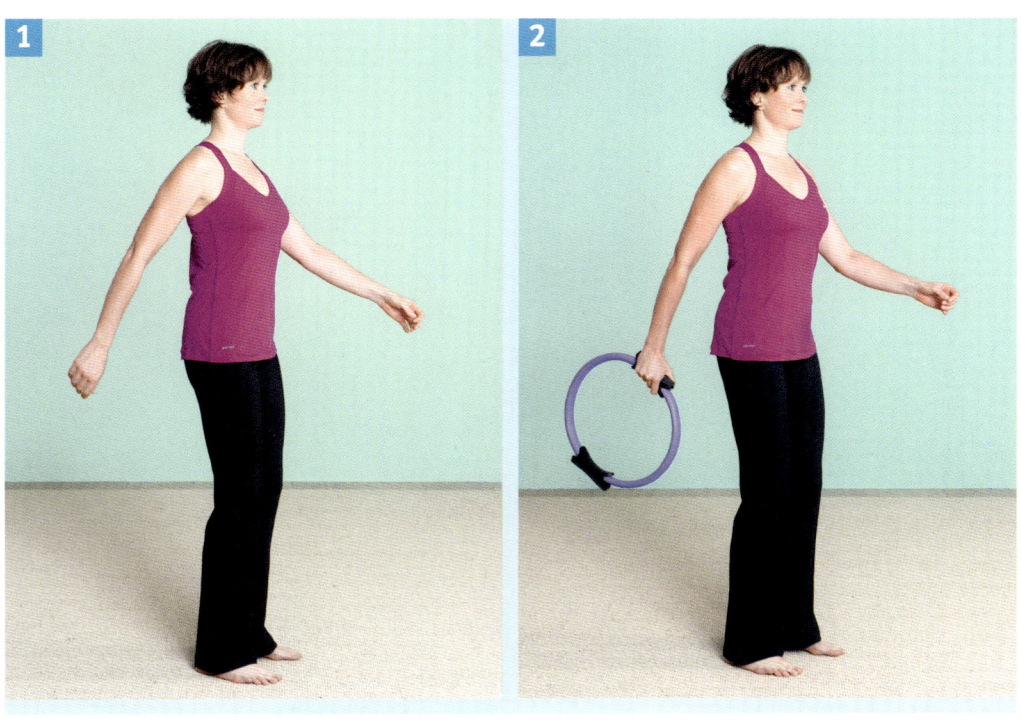

4. Übung: Verspannungen unter den Schulterblättern lösen; Dehnung

1 Diese Übung ist im Stehen oder Sitzen auf einem Stuhl möglich. Wichtig ist ein aufrechter Rücken. Verschränken Sie die Finger und heben Sie die Arme in Schulterhöhe. Achten Sie darauf, dass die Schultern unten bleiben. Ziehen Sie zuerst den Nacken lang und beugen Sie dann den Kopf leicht nach vorne. Ziehen Sie nun die Schulterblätter auseinander und nach vorne.

Dabei langsam ausatmen und bewusst die Dehnung im Schulterblattbereich spüren.

Die nach vorne gestreckten Arme einmal nach rechts und dann nach links hinüber ziehen.

5. Übung: Dehnung der seitlichen Rumpf- und Nackenmuskulatur

2 Stellen Sie sich mit leicht gebeugten, hüftbreit geöffneten Knien aufrecht auf den Boden. Die Arme hängen locker neben dem Körper, der Blick ist geradeaus gerichtet und der Nacken ist lang. Lassen Sie den Atem durch die Nase einströmen und mit der Ausatmung spannen Sie das Powerhouse an und neigen den Oberkörper zur linken Seite. Der Kopf folgt der Bewegung, sodass das Ohr nach unten in Richtung Boden zeigt. Der linke Arm zieht der Schwerkraft folgend seitlich neben dem Bein in Richtung Knie oder daran vorbei. Die Schwerkraft dehnt die

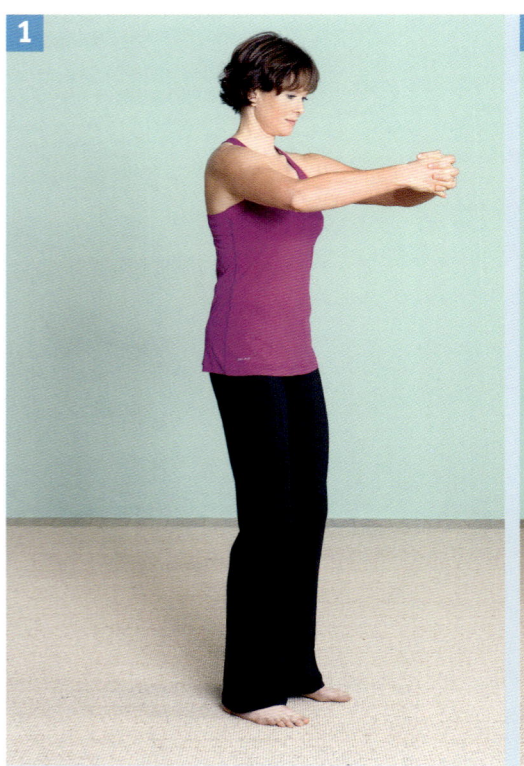

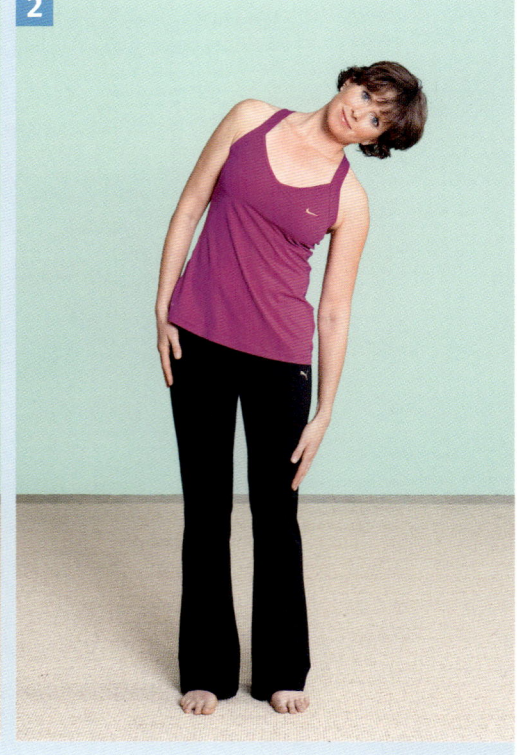

seitliche Rumpf- und die Schultergürtelhebe-
muskulatur.

Atmen Sie ein und ziehen Sie dabei die rechte
Schulter hoch in Richtung Ohr. Dann langsam
und fließend ausatmen und die Schulter wieder senken. Bewusst wahrnehmen, wie sich
immer mehr Dehnung im seitlichen Nackenbereich einstellt. Die Dehnung kann bis zur
Schädelbasis und zum Atlas gespürt werden.
Einatmend sich dann wieder aufrichten und
nachspürend beide Nackenseiten vergleichen. Die Seite wechseln.

6. Übung: Mobilisation der Kopfgelenke mit dem Redondo-Ball

1 Stellen Sie sich etwa 20 cm vor eine Wand
oder den Pfosten eines Türrahmens. Die
Beine sind gut hüftbreit geöffnet und die Knie
leicht gebeugt. Klemmen Sie den Redondo-
Ball zwischen Hinterkopf und Wand, etwa im
Bereich des Schädelbasisknochens, also am
unteren Teil des Hinterkopfs. Der Rumpf ist
aufrecht, die Arme hängen seitlich herab und
die Schultern befinden sich in neutraler Position. Nicht nach vorne hängen lassen.
Stabilisieren Sie zuerst die Körpermitte,
indem Sie Bauch und Beckenboden anspannen. Drücken Sie den unteren Hinterkopfbe-
reich gegen den Ball und schieben Sie gleichzeitig den Hinterkopf nach oben, als ob Sie
die Decke erreichen wollten. Die Schultern
und Fingerspitzen eher nach unten schieben.
Machen Sie dann mit dem Kopf viele kleine
minimale Nickbewegungen und erspüren Sie
die Lösung und Dehnung in den kleinen Kopfgelenken am Schädelbasisbereich.

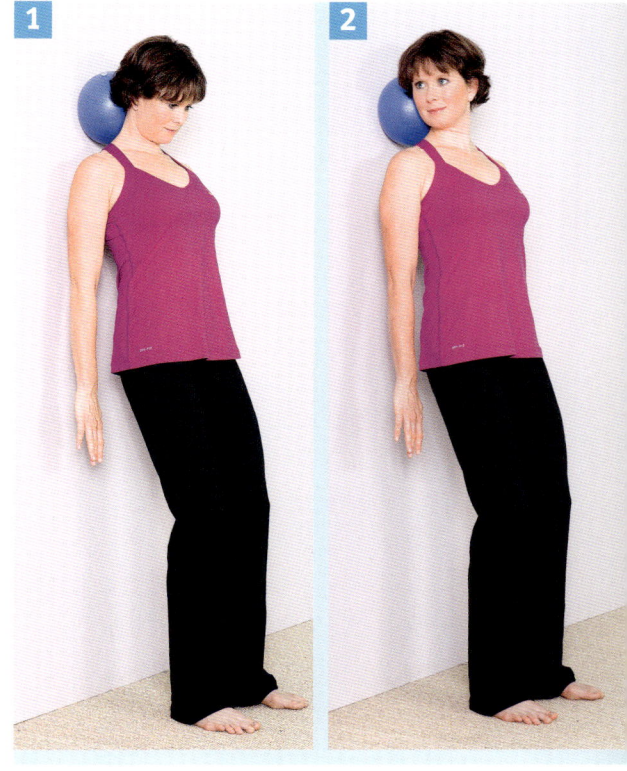

Variation
Wie oben, jedoch »Nein« sagen, ebenfalls
in vielen kleinen Bewegungen; dieses Mal
seitlich.

7. Übung: Fortsetzung von obiger Übung

2 Gleiche Ausgangsstellung wie oben. Spannen Sie wieder zuerst Bauch und Beckenboden an. Drücken Sie dann den Hinterkopf wieder nach hinten gegen den Ball und drehen
ausatmend in einer langsamen, bewussten
Bewegung den Kopf so weit wie möglich
nach rechts.

1 Atmen Sie dann zur Dehnung hin ein; beim langsamen Ausatmen durch den Mund führen Sie wieder ganz kleine Nickbewegungen aus. Danach einatmen und den Kopf anheben und zurückdrehen in die Ausgangsstellung. Dann zur anderen Seite.

8. Übung: Lockerung des Schulterbereichs

2 Setzen Sie sich aufrecht auf das vordere Drittel eines Stuhls und schieben Sie ausat-mend einen Pilatesring mit beiden Händen weit über den Kopf hinweg, sodass er über Ihrem Kopf wie ein Heiligenschein aussieht.

3 Senken Sie dann bewusst Ihre Schultern; bitte nur die Schultern; die Arme bleiben während der gesamten Übung nach oben gestreckt. Heben und senken Sie dann einige Male hintereinander die Schultern. Der Kopf bleibt währenddessen aufrecht, die Augen schauen geradeaus. Dann den Pilatesring senken und gelöst nachspüren.

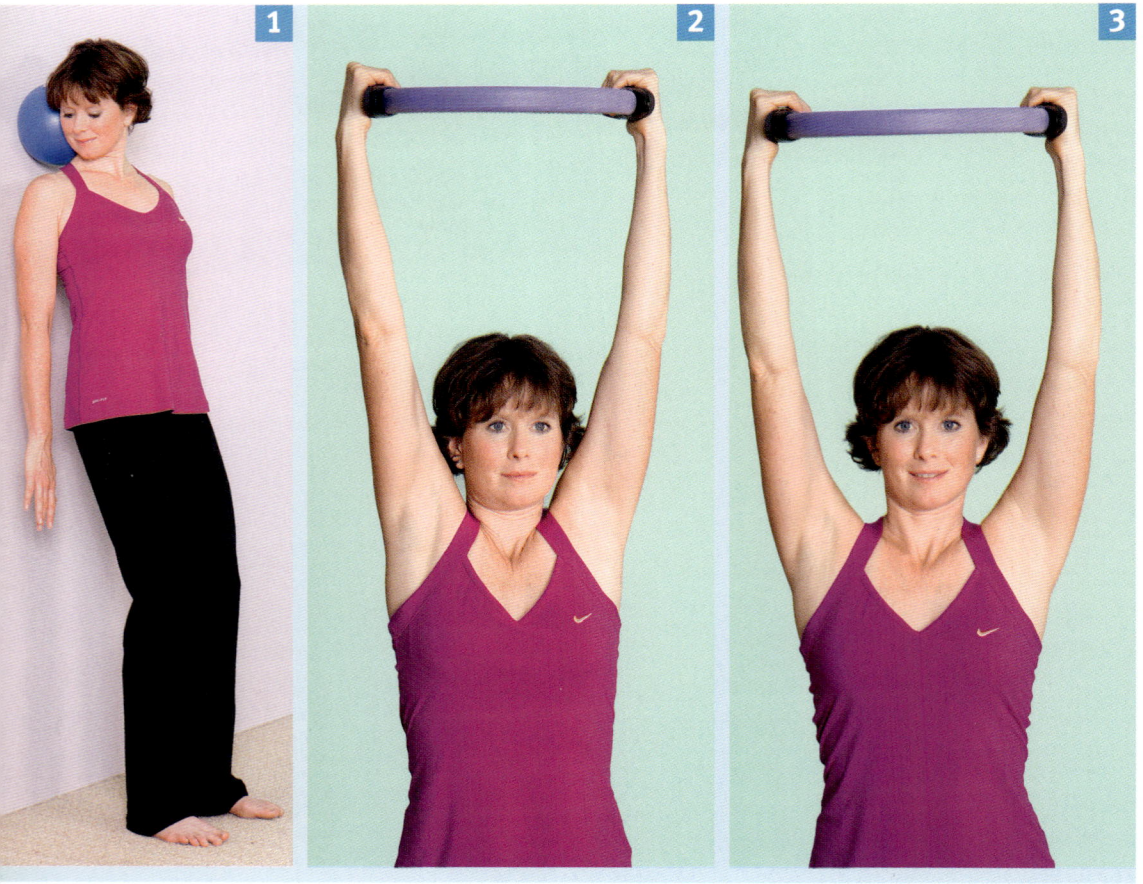

9. Übung: Kräftigung der vorderen Halsmuskulatur; Dehnung der Nackenmuskeln mit dem Pilatesring

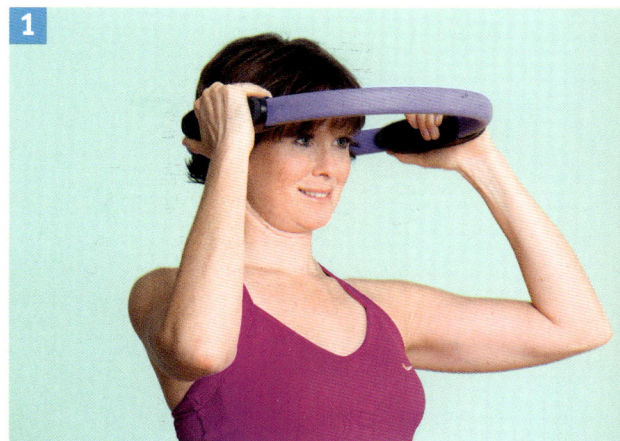

1 Setzen Sie sich wie oben aufrecht auf das vordere Drittel eines Stuhls (oder stellen Sie sich hin). Nehmen Sie den Pilatesring zwischen beide Hände und legen Sie sein hinteres Teil an den Hinterkopf, und zwar genau in den Bereich des Schädelbasisknochens. Sein vorderer Teil befindet sich in waagerechter Linie vor dem Kopf. Ziehen Sie das Kinn minimal in Richtung Brustbein. Drücken Sie dann ausatmend den Kopf nach hinten gegen den Ring. Atmen Sie langsam und lange durch den Mund aus. Beim Einatmen locker lassen.

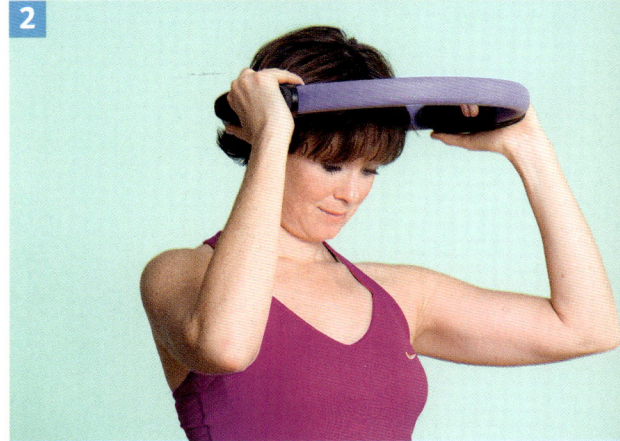

2 Dann den Kopf leicht vorbeugen und den Ring ein klein wenig tiefer an die oberen Halswirbel setzen. Dann die oberen Halswirbelkörper wieder ausatmend gegen den Ring nach hinten drücken. Beim Einatmen wieder locker lassen.

3 Wandern Sie auf diese Weise mit dem Ring immer ein wenig tiefer, bis Sie am Anfang der Halswirbelsäule angekommen sind.
Danach den Ring auf den Schoß ablegen und entspannt nachspüren.

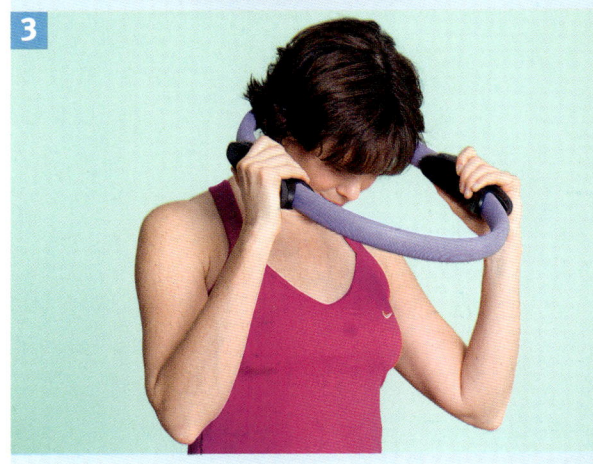

Mein Rat

Seufzen Sie beim Ausatmen herzhaft. Dann können Sie mit der Luft und der Muskelspannung gleichzeitig viel innere Anspannung ablassen.

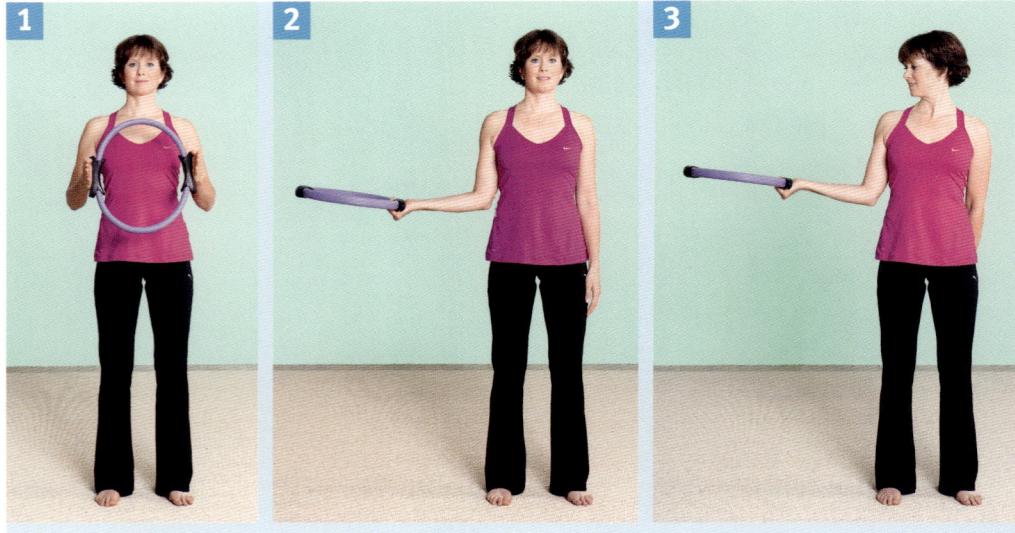

10. Übung: Dehnung und Lösung einer Nackenseite mit dem Pilatesring

1 Stellen Sie sich aufrecht auf den Boden (oder setzen Sie sich auf das vordere Drittel eines Stuhls). Halten Sie den Pilatesring mit beiden Händen senkrecht vor dem Brustkorb. Die Knie sind leicht gebeugt, die Ellenbogen angewinkelt und der Nacken lang.

2 In dieser Haltung einatmen, dann die Körpermitte stabilisieren und ausatmend den Ring mit der rechten Hand rechts zur Seite und nach hinten führen, indem Sie ihn in die waagerechte Lage bringen. Der Ellenbogen ist etwas angebeugt und die Schulter bleibt unten. Der Kopf dreht in die gleiche Richtung mit. Sie schauen dem Ring hinterher. Währenddessen legen Sie die linke Hand hinten an den linken Oberschenkel und die Fingerspitzen der Hand schieben nach unten in Richtung Boden, sodass auch die linke Schulter nach

unten gezogen wird. Atmen Sie langsam und lange aus und drehen Sie sich wieder zurück in die Ausgangposition beim Einatmen. Dann die gleiche Bewegung gegengleich.

3 Noch intensiver ist die Übung, wenn Sie den Ring und Kopf wie oben zu einer Seite drehen und dann das Kinn in Richtung Schulter senken.

11. Übung: Lösung von Schulter- und Nackenverspannungen durch Schwingen mit dem Pilatesring

Stellen Sie sich aufrecht, mit leicht gebeugten Knien auf den Boden. Halten Sie den Pilatesring an Ihrer rechten Seite in der rechten Hand. Der Arm hängt schwer nach unten.

4 Atmen Sie ein und schwingen Sie den Ring in weiten Bewegungen 2-mal vor und zurück, vor und zurück, indem der Ring Ihren Arm immer in die Weite zieht. Dann langsam ausatmen und den Ring 4-mal neben dem Körper kreisen. Führen Sie auch dabei weite Bewegungen mit dem Arm aus, indem Sie den Arm weit aus der Schulter ziehen. Nach dem 4. Mal schwingen Sie den Ring nach vorne und übergeben ihn dort in die linke Hand. Dann ausatmend die gleiche Bewegung mit dem linken Arm ausführen.

Variation
5 Lassen Sie den Kopf zunächst immer nach vorne gerichtet. Später schauen Sie einfach dem Ring bei jedem Schwung hinterher.

12. Übung: Lösung von Schulter- und Nackenverspannungen mit dem Pilatesring

Setzen Sie sich aufrecht auf das vordere Drittel eines Stuhls oder stellen Sie sich mit leicht gebeugten Knien auf den Boden.

Halten Sie den Pilatesring senkrecht vor dem Brustkorb zwischen beiden Händen. Die Ellenbogen sind etwa im rechten Winkel gebeugt, die Unterarme parallel zum Boden. Atmen Sie ein und schieben Sie den Nacken dehnend nach oben.

6 Dann ausatmend die Körpermitte aktivieren, den Pilatesring etwas zusammendrücken und, als ob er ein Lenkrad wäre, nach links drehen. Der Oberkörper bleibt dabei fast aufrecht. Der Kopf geht mit und wird auch auf die linke Seite gelegt, sodass das Ohr zur Schulter zeigt und der Blick nach vorne zum Ring gerichtet ist. Ziehen Sie nun das Kinn noch etwas in Richtung Brustbein und die rechte Schulter ganz bewusst nach unten. Bei dieser Übung werden Sie eine deutliche Dehnung in der rechten Nackenseite spüren. Diese Dehnung löst die verspannten Muskeln. Kommen Sie dann einatmend wieder in die aufrechte Haltung zurück. Dann die Übung zur anderen Seite hin ausführen.

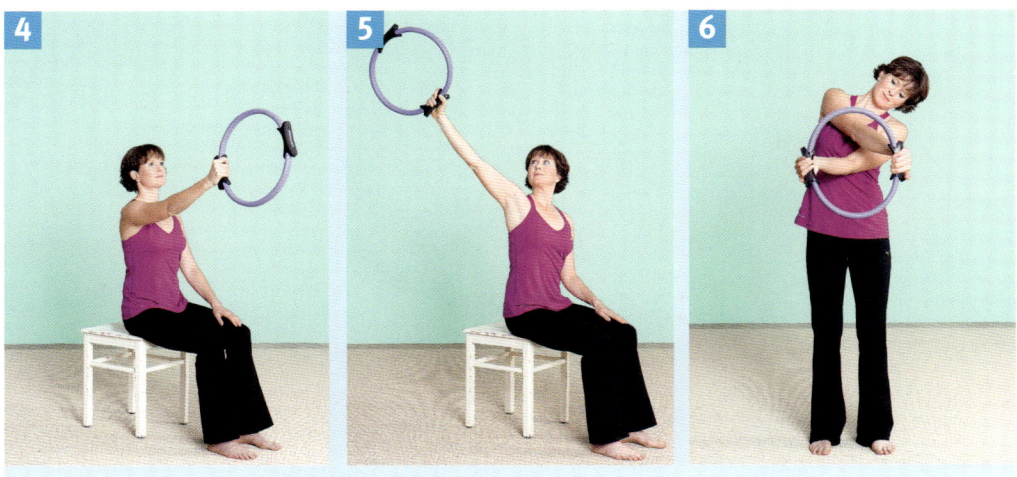

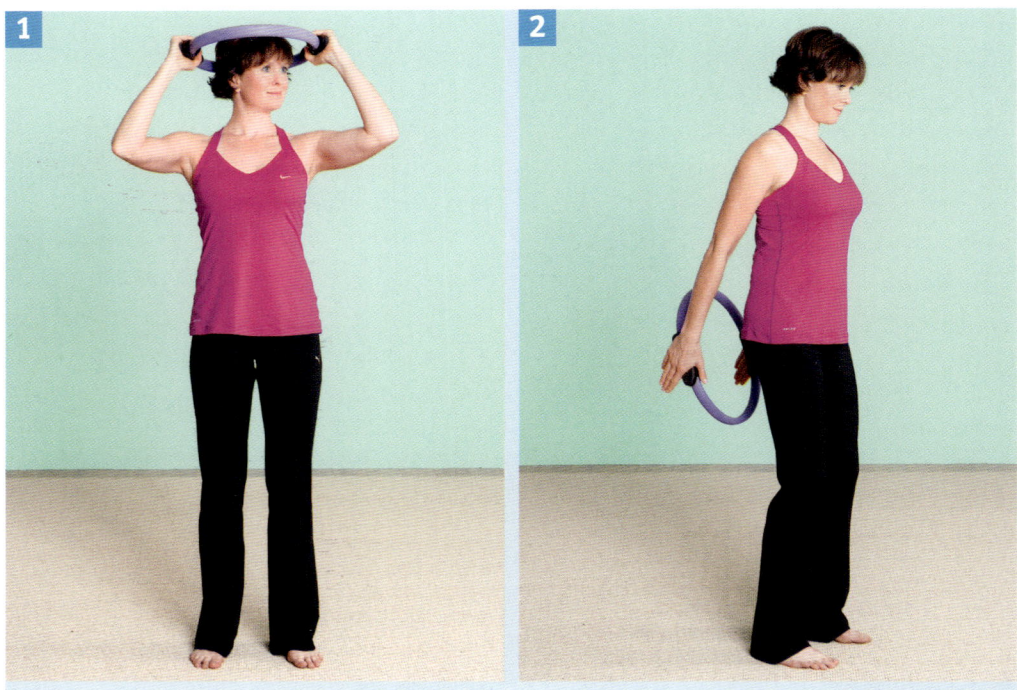

13. Übung: Lösung der kleinen Kopfgelenke und kleinen Nackenmuskeln

1 Im Stehen oder Sitzen: Ziehen Sie den Pilatesring mit beiden Händen wie einen Pulloverkragen über den Kopf und legen Sie das hintere Ende in die Mitte des Hinterkopfs. Der vordere Teil befindet sich etwa in Höhe der Augenbrauen.

Ziehen Sie beide Schultern nach unten.

Atmen Sie in der aufrechten Stellung ein und schieben Sie den Scheitel des Kopfes nach oben. Dann ausatmend den Kopf nach hinten gegen den Pilatesring drücken und den Kopf im Ring nach rechts drehen. Das Kinn dabei ein wenig senken.

Einatmend den Kopf zur Mitte zurückdrehen. Dann die gleiche Übung zur anderen Seite.

14. Übung: Nackendehnung und Stabilisation des oberen Rückens

2 Stellen Sie sich mit leicht gebeugten Knien aufrecht auf den Boden und halten Sie den Pilatesring hinter dem Gesäß zwischen beiden Händen mit gestreckten Fingern fest.

Spannen Sie dann Bauch und Beckenboden an und schieben Sie den Ring ausatmend nach unten (die Schultern gehen dabei natürlich mit), indem Sie ihn leicht zusammendrücken. Recken Sie gleichzeitig den Scheitel des Kopfes nach oben und beugen Sie den Kopf in weitem Bogen nach vorne.

Achten Sie aber darauf, dass die Schultern nicht nach vorne fallen, sondern aufrecht bleiben. Beim Einatmen aufrichten und die Muskelspannung loslassen.

15. Übung: Lösen und Lockern des Schulter- u. Nackenbereichs (Schultergehen; Shoulder steps)

1 Legen Sie sich auf den Boden und stellen Sie die Füße hüftbreit auf. Die Arme liegen zunächst bequem neben dem Körper auf dem Boden. Heben Sie dann die Arme senkrecht über die Schultern nach oben, wobei die Fingerspitzen nach oben und die Handinnenflächen zueinander zeigen.

2 Schieben Sie dann einatmend die Fingerspitzen der rechten Hand nach oben, bis sich Ihr rechtes Schulterblatt sanft abhebt. Erspü-

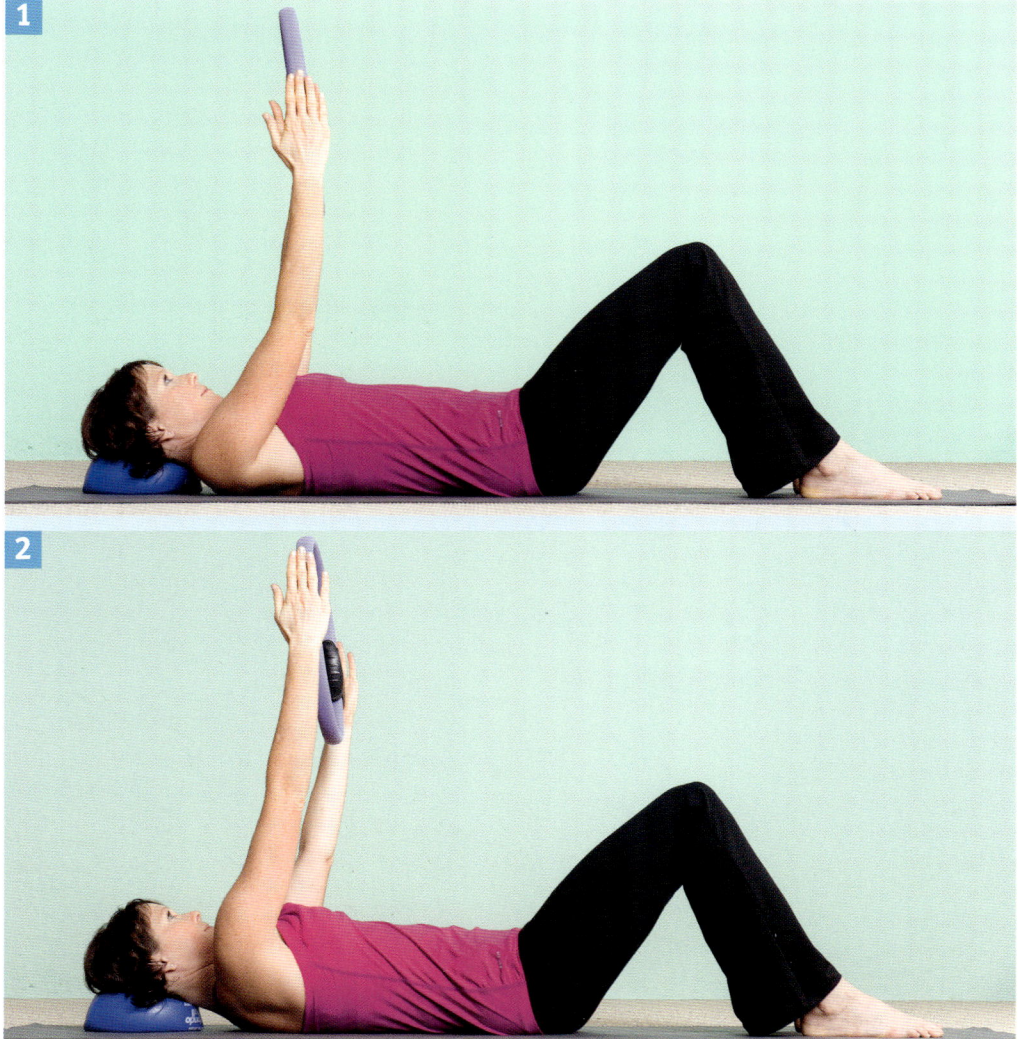

ren Sie dabei auch die leichte Drehbewegung in der Brustwirbelsäule sowie die Dehnung im Schulterblattbereich. Dann ausatmend das Schulterblatt wieder absenken und zum Boden hin gleiten lassen. Abwechselnd mit der anderen Seite üben.

Führen Sie die Übung bewusst langsam aus, dann auch mal schneller. Sie können sich dabei die Schulterblätter als kleine Füße vorstellen, die leichtfüßig über weichen Sand spazieren gehen.

Noch intensiver wird die Übung, wenn Sie unter den Kopf einen halb aufgeblasenen Redondo-Ball und unter die Schulterblätter ein (erwärmtes) Kirschkernsäckchen legen.

Mit dem Redondo-Ball

Die folgenden Übungen sind zwar auch ohne, aber idealerweise mit dem weichen Redondo- bzw. Pilatesball auszuführen. Der Ball unterstützt die Übungen auf angenehme Weise. Legen Sie ihn halb aufgeblasen unter den Schädelbasisbereich, also unter den Knochen am unteren Ende des Hinterkopfes. Dieser empfindliche und oft verspannte Bereich wird dadurch ideal unterstützt und entlastet. Der Nacken, der häufig zu hohl ist (wie das Hohlkreuz), wird verlängert.

16. Übung: Lösung der Kopfgelenke und kleinen Nackenmuskeln

1 Legen Sie sich auf den Rücken und stellen Sie die Beine hüftbreit auf. Die Arme liegen mit den Handflächen nach oben entspannt neben dem Körper. Lassen Sie den Kopf schwer in den Ball hineinsinken. Auch Schultern, Kiefer und Gesicht sind entspannt. Die Augen blicken nach oben oder ein wenig nach vorne oben.

Stellen Sie sich nun vor, an Ihrer Nasenspitze sei einer kleiner Pinsel und zeichnen Sie mit ihm in leuchtenden Farben verschiedene Formen. Nehmen Sie dabei die Bewegung in den kleinen Kopfgelenken bewusst wahr. Nicht selten hört es sich hier an wie »Sand im Getriebe«. Erschrecken Sie nicht darüber. Lassen Sie den Atem während dieser Übungen gelöst fließen. Halten Sie ihn nicht an.

Zeichnen Sie:

- kleine und immer größer werdende Kreise; in beide Richtungen.
- Zick-Zack-Linien; in beide Richtungen.
- Malen Sie kleine liegende Achter; ganz langsam und bewusst; in beide Richtungen.
- Machen Sie kleine und langsame Nickbewegungen und erspüren Sie bewusst, wie hinten der Nacken sich dehnt, wenn Sie vorne das Kinn zum Nicken anziehen.
- Machen Sie kleine, langsame Nein-Bewegungen.

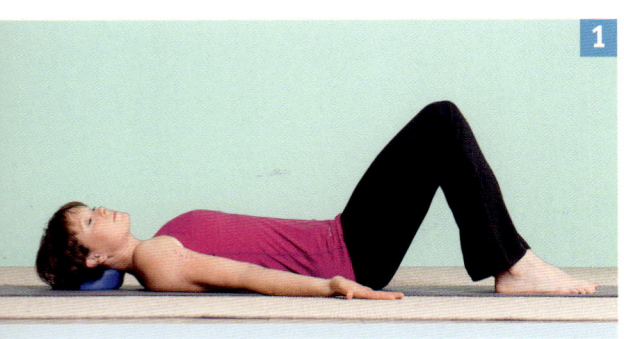

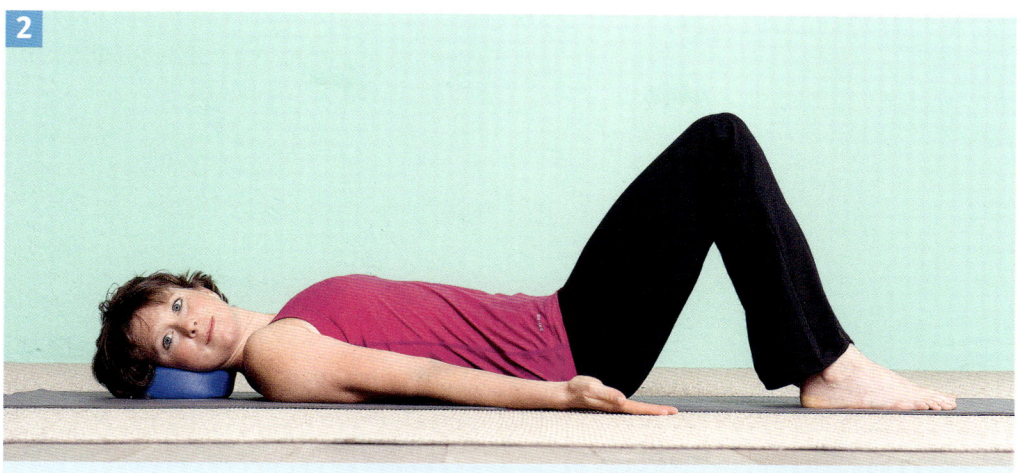

17. Übung: Dehnung der Nacken- und Schultermuskeln

Legen Sie sich wie oben auf den Rücken und stellen Sie die Beine auf. Die Arme liegen mit den Handflächen nach oben entspannt auf dem Boden, der Kopf ruht auf dem Ball.

2 Drehen Sie dann ausatmend den Kopf nach rechts und schieben Sie gleichzeitig die Fingerspitzen der linken Hand in Richtung Ferse. Erspüren Sie, wie sich die linke Nackenseite bis zur Schulter dehnt und weit wird. Genau diese Muskeln sind meistens sehr verkürzt. Dann einatmend den Kopf wieder entspannt zurückdrehen. Die Seite wechseln.

Variation 1
In der Endposition einige Male nicken.

Variation 2
Die gleiche Übung wie oben, jedoch den Kopf nicht nach rechts (links) drehen, sondern abwechselnd zur rechten und linken Seite hinü-berziehen, sodass der Hinterkopf auf dem Ball weiter aufliegt und die Augen nicht zur Seite, sondern nach oben blicken.

18. Übung: Kopfgelenke und Nackenmuskeln lösen

Gleiche Ausgangsstellung wie oben: Schultern, Gesicht und Arme bleiben bei dieser Übung wieder ganz entspannt. Spannen Sie den Beckenboden ausatmend an und machen Sie kleine Nickbewegungen, wobei Sie sich vorstellen, dass die Nasenspitze viele kleine Striche malt. Währenddessen drehen Sie den Kopf langsam und bewusst nach rechts. Lassen Sie ihn dann einige Atemzüge lang in der äußersten Dehnlage liegen. Lassen Sie den Kopf schwer und alle Muskeln entspannt sein. Achten Sie darauf, dass keine Schulter hochgezogen ist. Dann wieder ausatmend den Beckenboden anspannen, mit dem Kopf kleine Nickbewegungen machen und ihn dieses Mal zur linken Seite drehen und dort ablegen.

19. Übung: Nackendehnung

1 Gleiche Ausgangsstellung wie oben: Heben Sie den Kopf leicht an und legen Sie die rechte Hand unter den Schädelbasisknochen des Kopfes, sodass der Handrücken aber noch den Ball berührt. Die Augen blicken nach oben zur Decke. Die linke Hand legen Sie auf das Brustbein. Ziehen Sie den Schädelbasisknochen nun mit der Hand in die Weite nach hinten und mit der linken Hand schieben Sie das Brustbein in Richtung Becken. Erspüren Sie die Weite und Dehnung, die dabei entsteht. Gegengleich üben. Beim Einatmen den Kopf locker ablegen, beim Ausatmen wenig anheben und mit den Händen den Hinterkopf nach hinten und das Brustbein nach vorne ziehen.

20. Übung: Die Halswirbelsäule und die ganze Wirbelsäule lang ziehen

2 Gleiche Ausgangsstellung wie oben: Stemmen Sie ausatmend beide Fersen in den Boden und heben Sie beide gestreckten Arme leicht vom Boden an. Spannen Sie Bauch und Beckenboden an und schieben Sie gleichzeitig den Scheitel des Kopfes nach hinten in die Weite und die Fingerspitzen nach vorne in Richtung Fersen. Beim Einatmen die Spannung lösen und entspannt liegen. Der Kopf liegt dabei schwer auf dem Ball, die Arme schwer auf dem Boden.

21.Übung: Dehnung der seitlichen Nackenmuskulatur und des Schulterblatthebers

Gleiche Ausgangsstellung wie oben. Die Fußsohlen bleiben jedoch fest auf dem Boden. Aktivieren Sie die Körpermitte und heben Sie die Arme leicht an. Die Handinnenflächen zeigen nach oben. Schieben Sie dann die Fingerspitzen und Schultern nach vorne und machen Sie den Nacken lang.

3 Nach 4 bis 6 Sekunden legen Sie die linke Hand auf die rechte Schulter und schieben diese noch weiter in Richtung Gesäß. Sie wer-

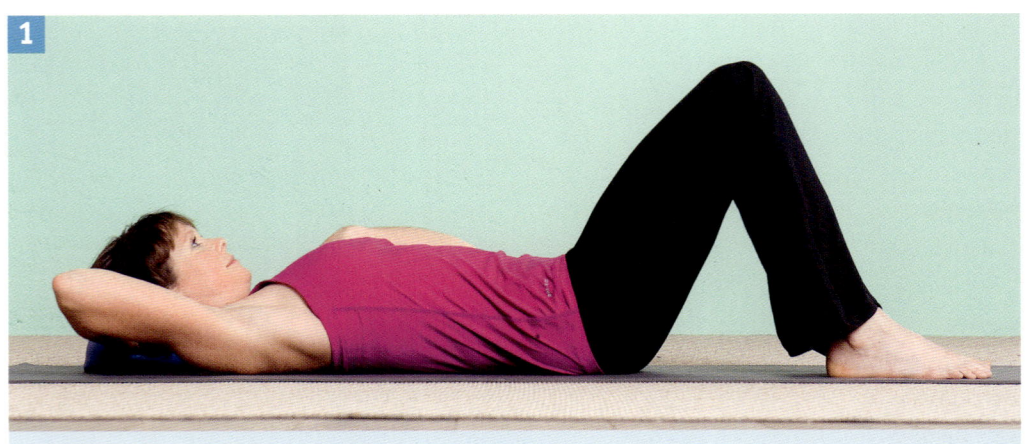

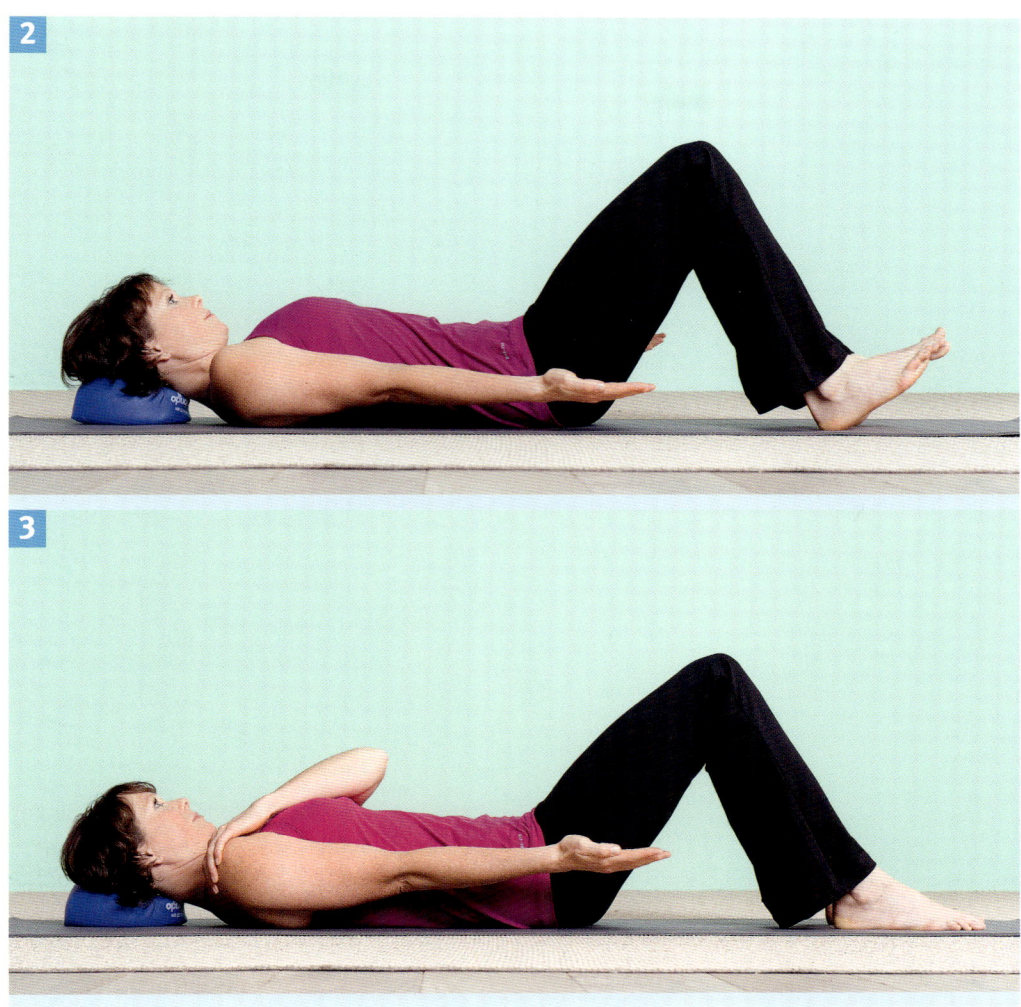

den staunen, wie weit dies noch geht. Stellen Sie sich dabei vor, wie Ihr linker Schulterblattheber-Muskel auseinander gezogen wird. Halten Sie diese Dehnspannung 2 bis 3 Atemzüge lang und lassen Sie den Atem gelöst fließen.

Danach beide Arme entspannt ablegen und den Kopf auf dem Ball ruhen lassen. Nachspüren. Dann die andere Seite.

22. Übung: Nacken- und Schulterblattdehnung mit Pilatesring und Redondo-Ball; Schultergehen

Gleiche Ausgangsstellung wie oben. Der Hinterkopf liegt auf dem Redondo-Ball und Sie halten den Pilatesring mit gestreckten Armen über dem Brustkorb zwischen beiden Handflächen. Die Fingerspitzen zeigen nach oben. Spannen Sie die Körpermitte ausatmend an und schieben Sie dabei das rechte Schulterblatt nach oben in Richtung Decke. Erspüren Sie die Dehnung im rechten Schulterblatt- sowie Nackenbereich. Beim Einatmen das Schulterblatt zurückgleiten lassen. Dann die andere Seite.

Variation

Wie oben, aber wenn Sie das rechte Schulterblatt mit dem rechten Arm nach oben schieben, drehen Sie den Kopf ein wenig nach links. Nehmen Sie die vermehrte Dehnung

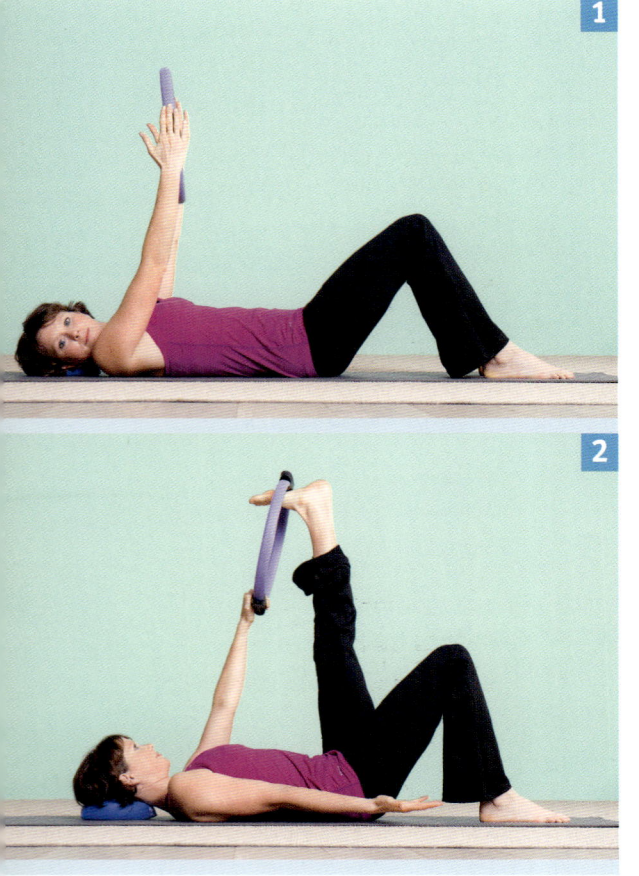

wahr, wenn der Kopf auf die andere Seite dreht. Gegengleich üben.

23. Übung: Schultergehen, schräg

Gleiche Übung wie oben, aber die Arme mit dem Pilatesring nicht nach senkrecht oben strecken, sondern nach schräg vorne in Richtung Knie. Dann Übungsablauf wie oben.

Variation

1 Die Arme nach schräg hinten über den Kopf strecken.

24. Übung: Dehnung der Wirbelsäule und des Nackens

2 Gleiche Ausgangsstellung wie oben. Ziehen Sie das linke Knie zum Bauch und legen Sie den Pilatesring über die rechte Fußsohle. Das andere Ende des Rings halten Sie mit der linken Hand fest. Strecken Sie das Bein so gut wie möglich senkrecht nach oben. Dann ausatmend die Körpermitte anspannen, den rechten Arm ein wenig über dem Boden anheben. Gleichzeitig den Hinterkopf nach hinten recken, die Fußsohle nach oben schieben (fast ohne Bewegungsausschlag) und die Fingerspitzen der rechten Hand nach vorne schieben. Bleiben Sie 2 bis 3 Atemzüge in dieser Dehnposition und senken Sie dann gelöst Arm und Bein ab. Spüren Sie einen Moment nach. Dann gegengleich üben.

Erspüren Sie während der Übung die Dehnung und Weite in der gesamten Wirbelsäule bis zur Schädelbasis. Und achten Sie darauf, dass keine Schulter hochgezogen wird.

Was sonst noch hilft

Häufig hört man von Patienten oder Bekannten den Satz: »Ich bin mit einem steifen Nacken aufgewacht.« Meistens bleibt es dann nicht nur bei den unangenehmen Nackenschmerzen, sondern der Schmerz zieht vom Hinterkopf nach oben, oft bis zu den Augen. Kopfschmerzen resultieren häufig von verspannten Schulter- und Nackenmuskeln. Diese können durch falsche Haltungsgewohnheiten, etwa am Schreibtisch, am Computer oder an der Ladenkasse, aber auch durch seelische bzw. körperliche Dauer- oder Überlastungen verursacht sein.

Steifer Nacken nach dem Schlaf

Macht sich der Schmerz vor allem nach dem Aufstehen bemerkbar, kann Zugluft oder eine Verkühlung (kalte Muskeln ziehen sich zusammen und erhöhen ihre Spannung, um Wärme zu erzeugen) die Ursache sein, oder auch eine falsche Schlaflage.

Wo und wie schlafen Sie?
- **Die richtige Matratze**: Um Rücken- und Nackenprobleme am nächsten Morgen zu vermeiden, ist es zunächst wichtig, auf eine gute Matratze Wert zu legen, die einteilig, körperunterstützend und punktelastisch sein sollte und bei der Becken, Schultern und Kopf nicht einsinken. Lenden- und Halswirbelsäule sollten unterstützt werden.

Dreht sich der Körper, darf die Matratze nicht nachgeben. Sehr gute körperunterstützende Eigenschaften haben Latex- bzw. Schaumstoffmatratzen. Die Hauptsache ist, dass die Wirbelsäule in ihrer natürlichen Position ruhen kann.
- **Das Kopfkissen**: Ungünstig sind zu weiche und zu große Kopfkissen. Der Kopf sollte zur Unterstützung von Hals und Nacken auf einem kleinen, festen Kissen ruhen. Zu empfehlen sind spezielle Nackenstützkissen. Manche sind sogar mit einer angepassten Rolle für die Halswirbelsäule ausgestattet. Das Kissen darf weder zu hoch noch zu niedrig sein, weil die Halswirbelsäule sonst in eine ungünstig gebogene Stellung gezwungen wird. Die Nackenmuskulatur verspannt sich und Sie wachen mit einem steifen Nacken auf. Das Kissen

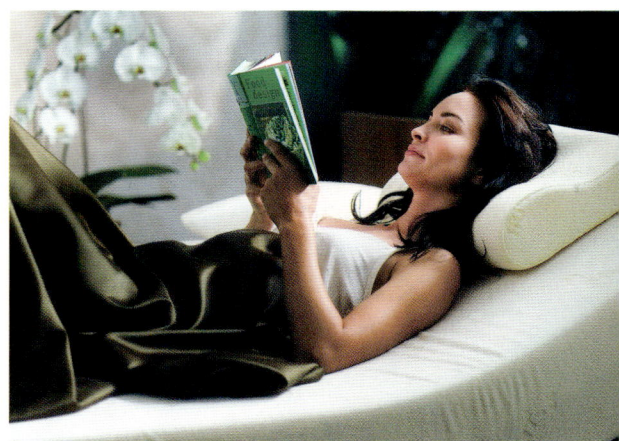

Ein Nackenstützkissen unterstützt Hals und Nacken und sorgt für einen entspannten Schlaf.

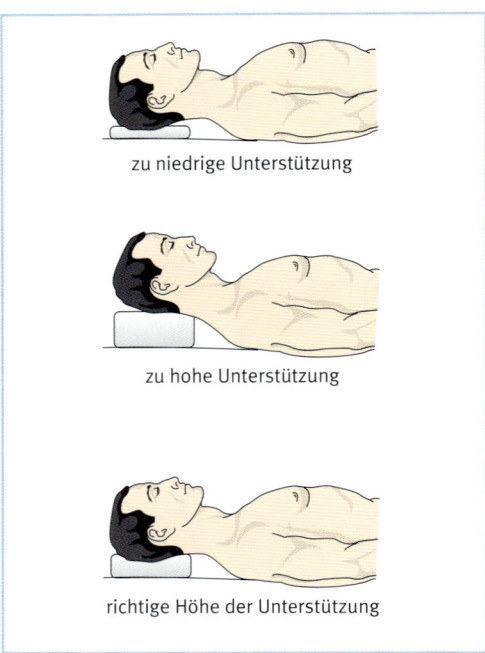

zu niedrige Unterstützung

zu hohe Unterstützung

richtige Höhe der Unterstützung

Kopfkissen müssen die physiologisch richtige Höhe haben.

sollte genauso hoch sein, dass Brust- und Halswirbelsäule sich in einer Linie befinden. Das gilt für die Rückenlage genauso wie für die Seitlage.

- **Schlafen in der Bauchlage:** Diese Lage ist nicht zu empfehlen. Die Wirbelsäule befindet sich dabei in einer ungünstigen Hohlkreuzposition. Der Nacken muss sich verdrehen, damit der Kopf auf der Seite liegen kann. Die Schultermuskeln der einen Seite können sich verkrampfen und man wacht mit einem verspannten Nacken auf. Diese Schlaflage ist eine häufige Ursache für morgendliche Nackenschmerzen.
- **Schlafen in der Rückenlage:** Die Rückenlage ist günstiger, aber nicht ideal, weil die

Lendenwirbelsäule sich nicht ganz entspannen kann, vor allem, wenn die Beine gestreckt sind. Zur Unterstützung sollte man sich ein dickes Kissen oder eine Rolle unter die Knie legen. Für den Kopf- und Nackenbereich ist die Rückenlage günstig, wenn das Kissen die richtige Höhe hat.

- **Schlafen in der Seitlage:** Die Seitlage mit leicht angezogenen Knien (»Fetuslage«) ist am rückenfreundlichsten. Die Schulter liegt dabei nicht auf dem Kissen, sondern davor. Dadurch bleibt die natürliche (gerade) Linie zwischen Hals-, Nacken- und Brustwirbelbereich erhalten. Durch die angezogenen Knie wird die Lendenwirbelsäule entlastet. Günstig ist im Übrigen auch ein Kissen zwischen den Knien. Dadurch wird das Hüftgelenk vermehrt entlastet. Den unteren Arm kann man entweder einfach hinter den Rücken oder angewinkelt unter den Kopf legen. Der obere Arm ruht angewinkelt vor dem Gesicht.

Akupressurpunkte für Hals, Nacken und Schultern

Das Drücken spezieller Akupressurpunkte kann den Energiefluss in angespannten Körperregionen wieder anregen. Gerade im Nacken-Schädelbasis-Bereich kann solch eine Behandlung, die man im Gegensatz zur Akupunktur selbst ausführen kann, Anspannungen lösen und die häufig erlahmte Durchblutung wieder auf Touren bringen. Die Akupressur, auch Druckpunktmassage genannt, kann überall angewendet werden. Sie hilft

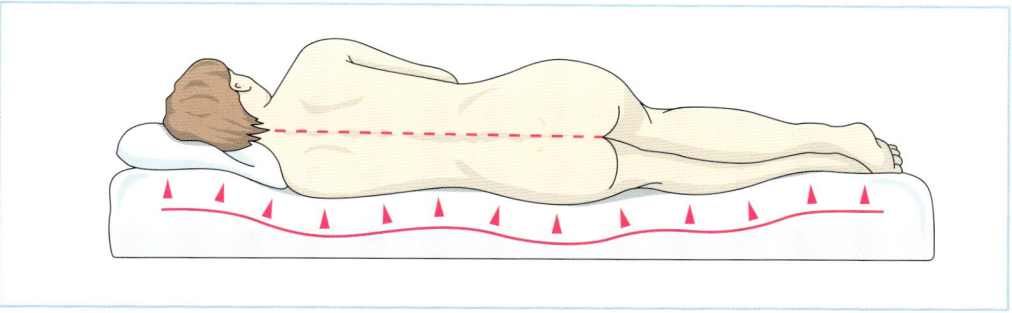

Ideale Schlaflage: Die Wirbelsäule befindet sich in ihrer natürlichen Position, der Kopf liegt in der richtigen Höhe, die Halswirbelsäule ist abgestützt und die Matratze unterstützt die Körperformen.

nicht nur bei morgendlichen Nackenschmerzen, sondern regt auch die Blutzirkulation im Kopfbereich an. So ist sie bei Kopfschmerzen und Konzentrationsschwäche hilfreich.

Durchführung der Akupressur

Faustregel: Man sollte den Druck zwar deutlich spüren, aber ohne dass es etwa richtig schmerzt.

Viele Punkte befinden sich symmetrisch auf beiden Körperseiten und können gleichzeitig auf der rechten und linken Seite akupressiert werden. Akupressieren Sie jeden Punkt etwa 30 Sekunden; es kann aber auch länger sein, wenn Ihnen das angenehm ist.

- Legen Sie die Fingerkuppen beider Mittel- oder Zeigefinger auf die Akupressurpunkte, dann drücken Sie die Punkte der Reihenfolge nach, also von der Schädelbasismitte am Knochenrand entlang nach außen, dann rechts und links neben den Halswirbeln.
- Sie können dabei mit unterschiedlichem Druck kreisen. Für die Punkte am Schädelbasisrand eignen sich auch die Daumen

sehr gut. Die Finger liegen dann auf dem Hinterkopf.

- Ein weiterer wichtiger Akupressurpunkt, der gegen Verspannungen in Schultern und Nacken hilft, liegt in der Schultermitte, genau zwischen siebtem Halswirbel und Schulteraußenkante. Hier können alle drei Fingerkuppen Druck ausüben; entweder gleichseitig oder gegengleich, d. h. mit der rechten Hand die linke Schulter und umgekehrt.
- Zum Schluss fahren Sie sich mit allen Fingern in die Haare und lassen die Fingerkuppen dann auf der Kopfhaut liegen. Auf der Stelle drücken und sanft kreisen. Dann die Finger versetzen und wieder die Kopfhaut akupressieren. Auf diese Weise können Sie die ganze Kopfhaut behandeln.

Übungen gegen den verspannten Nacken

Wenn Sie morgens mit einem steifen Hals aufwachen oder sich tagsüber verspannt fühlen

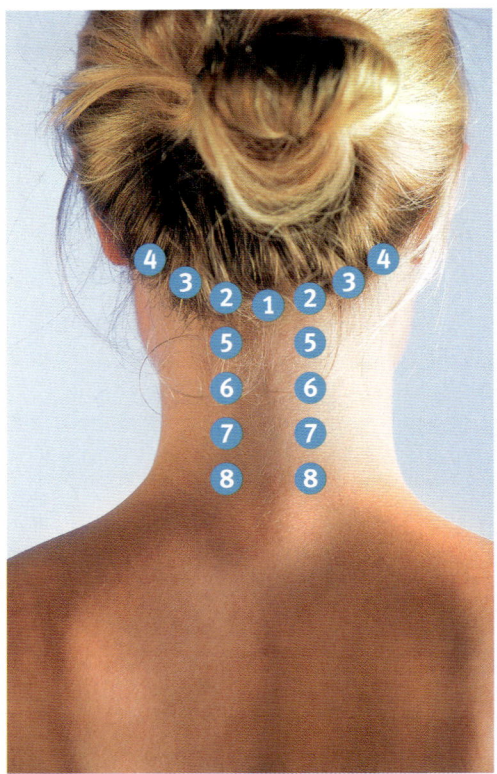

Akupressurpunkte im Nacken

und eine Pause für etwas Bewegung zwischendurch nützen wollen, können Sie aus folgenden Übungen auswählen.

- Rollen Sie ein Handtuch der Länge nach zusammen. Erwärmen Sie es, indem Sie es eine Zeitlang auf einen Heizkörper oder in den Backofen legen, oder tauchen Sie es kurz in heißes Wasser. Dann in den Nacken legen und die Wärme sich ausbreiten lassen. Sie können das Handtuch auch vorn festhalten und es dann abwechselnd rechts und links nach vorn ziehen, also den Hals bzw. die verkrampften Muskeln damit massieren.

- Massieren Sie mit den Fingern beider Hände den Hals rechts und links neben der Wirbelsäule von oben nach unten – auch zu den Schultern hin.

- Ziehen Sie die Schultern zu den Ohren hoch, um sie dann wieder schwer fallen zu lassen. 10- bis 20-mal wiederholen.

- Kreisen Sie mit den Schultern einige Male rechts herum, dann links herum. Machen Sie die Kreise zwischendurch größer, dann wieder kleiner.

- Eine Übung, die immer wieder ausgeführt werden sollte: Legen Sie sich im Stand an einer Wand ein Buch auf den Kopf und versuchen Sie, es weit nach oben in Richtung Decke zu schieben. Gleichzeitig ziehen Sie Ihre Fingerspitzen an den Beinen entlang weit nach unten. Diese Übung streckt die Nackenmuskeln und macht den Hals frei.

- Haben Sie einen kleinen Noppenball, mit dem man Schmerzen wegmassieren kann? Dann kommt er jetzt zur Anwendung: Stellen Sie sich etwa 30 Zentimeter entfernt vor eine Wand. Lehnen Sie sich mit dem Rücken dagegen und legen Sie den Ball etwa in Ohrenhöhe zwischen Ihren Hinterkopf und die Wand. Zuerst mit dem Kopf etwas dagegendrücken, dann den Kopf leicht nach rechts und links drehen. So werden Verspannungen der kleinen Nackenmuskeln wegmassiert.

- Legen Sie dann den Noppenball mit der einen Hand auf die andere Schulter und bearbeiten Sie die harten Schultermuskeln mit dem Ball.

- Eine sehr effektive Übung gegen Hals- und Nackenverspannungen: Neigen Sie den

Kopf auf die rechte Seite, sodass sich das rechte Ohr der rechten Schulter nähert. Dann legen Sie die rechte Hand auf die linke Kopfhälfte, sodass die Fingerspitzen etwa am Ohr liegen. Während der Kopf in dieser Position gehalten wird (nicht ziehen oder federn), schieben Sie die linke Hand nach unten. Die Dehnung 10 bis 30 Sekunden halten; währenddessen locker weiteratmen. Dreimal wiederholen, dann die andere Seite. Danach spüren Sie sicher eine Erleichterung.

- Legen Sie beide Hände gefaltet an den Hinterkopf. Mit dem Kopf kräftig gegen die Hände drücken. Nach 6 bis 10 Sekunden die Spannung loslassen. Dann den Kopf nach vorn beugen und das Gewicht der Hände wirken lassen. Locker weiteratmen. Die Dehnung 20 bis 30 Sekunden halten.
- Drehen Sie den Kopf zur rechten Schulter und senken Sie das Kinn dorthin. Dann den Kopf locker und gelöst über die Mitte zur linken Schulter drehen, wobei das Kinn einen Halbkreis beschreibt. Mehrmals zwischen den Schultern hin und her schaukeln.

Wärme hilft bei Muskel- verspannungen

Es ist bekannt, dass Wärme sehr schnell entspannt, wohltuend und schmerzlindernd wirkt. Bei Muskelverspannungen kommt es immer zu einer Minderdurchblutung und Unterversorgung der Muskeln und des Gewebes. Wenn man durch Wärmeanwendungen das

Blut konzentriert zu diesen Stellen leitet (z. B. durch ein Kirschkernsäckchen oder einen warmen Duschstrahl) werden dadurch die Blutgefäße weit gestellt. Dies regt den Stoffwechsel bestens an und gleicht das Versorgungsdefizit aus. Stoffwechselschlacken können besser abtransportiert werden. Es kommt zu einer Mehrdurchblutung sowie einer besseren Sauerstoffversorgung, aber auch zu einer Muskeltonussenkung.

Auch tiefe Muskeln werden erreicht

Wissenschaftler haben nachgewiesen, dass bereits ab 40 °C nicht nur die oberflächliche

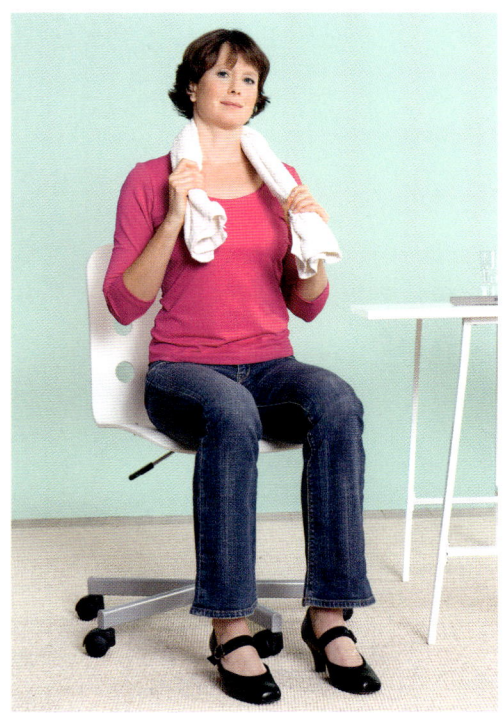

Ein vorgewärmtes Handtuch im Nacken löst verkrampfte Muskeln.

Durchblutung des Körpers intensiviert wird, sondern vor allem auch die der tiefer liegenden Muskelgruppen. Kalte Muskeln können fast nicht entspannen.

Angenehme Wärme und evtl. ein Massagestrahl auf die jeweilige Körperpartie senken den Überspannungszustand im Muskel. Sehr empfehlenswert ist dies auch vor einem Gymnastik-Übungsprogramm für die jeweilige Partie. Der Stoffwechsel und die Durchblutung werden angeregt, die Muskeln werden weicher und die Sehnen dehnbarer gemacht. Die Beweglichkeit wird verbessert.

Aber auch manche Nervenbahnen werden von Druck befreit, den die angespannte Muskulatur ausgeübt hat.

Entspannung in der Badewanne

Es gibt verschiedene Arten der Wärmeanwendung. Zu Hause bedeutet ein heißes Bad sicher Entspannung pur.

Wärme entspannt und Wasser entlastet dank des physikalischen Auftriebs. Beides miteinander kombiniert bringt auch für den Angespanntesten ein wunderbares Entspannungserlebnis und auch die Muskeln haben Zeit, sich zu lösen.

Die Wirkung lässt sich durch Pflanzenextrakte, Kräuterzusätze oder Aromaöle noch steigern. Diese sollten aber erst kurz bevor man in die Wanne steigt, ins Wasser gegeben werden, weil sie sehr schnell verfliegen.

Duschstrahl gegen Nackenschmerzen

Ungemein lösend und entspannend wirkt ein warmer Duschstrahl auf die Nacken- und Schulterpartie. Sehr angenehm ist ein sanfter Duschstrahl auf die kleinen Nackenmuskeln im Bereich des Haaransatzes. Den Duschstrahl 3 bis 5 Minuten lang einfach vom oberen Nacken den Rücken herunterlaufen lassen. Mit der Zeit kann man den Brausestrahl auch ein wenig stärker werden lassen, wenn man es als angenehm empfindet.

Pulsierende Massage

Im Schulterbereich, besonders auf Schulterhöhe, wo die Muskulatur dicker ist und die Verspannungen meist stark sind, kann der Strahl noch kräftiger und als pulsierender Massagestrahl eingestellt werden. Sehr empfehlenswert ist die Raindance-Handbrause von Hansgrohe. Sie ist sehr gut für diese Bedürfnisse konzipiert und verfügt über ein abgestuftes Strahlensystem mit fünf Einstellungen. Ihr Brausestrahl reicht von weich und großflächig bis zu kräftig, wirbelnd und punktgenau. Entsprechende Halterungssys-

Mein Rat

Verspannte Nackenmuskeln haben häufig auch mit verspannten Kopf- und Gesichtsmuskeln zu tun und umgekehrt. Sie sollten also auch diese lockern, mit den Fingern massieren und entspannen.

Denken Sie bei allen Nackenübungen bewusst daran, im Gesicht und Kiefer möglichst entspannt und gelöst zu bleiben.

teme ermöglichen es, die Brause für eine Nackenmassage auf die richtige Höhe zu stellen. Wenn man den Duschkopf nicht in der Hand halten muss, wird der Entspannungseffekt natürlich noch größer.

Die Raindance-Handbrause besitzt einen neuartigen Massagestrahl aus drei kontinuierlichen Einzelstrahlen (Whirl-Effekt). Diese vollziehen drei einzelne Kreisbewegungen auf der Haut. Nah am Körper ist der Strahl fester und konzentrierter, weiter entfernt ist er dezenter und großflächiger.

Je nach Konzentration verändert sich die Härte des Massagestrahls und kann an die persönlichen Bedürfnisse und einzelne Körperpartien angepasst werden.

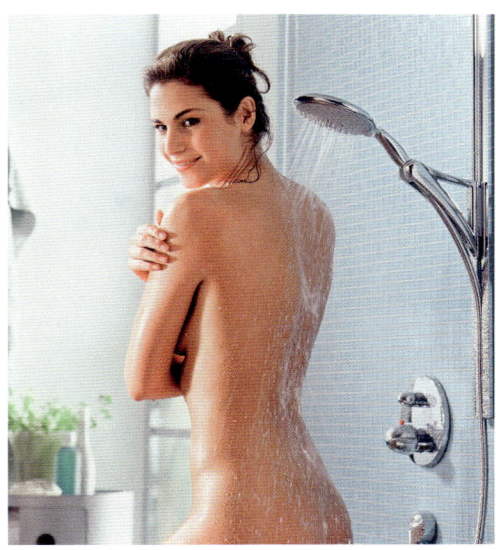

Eine Dusch-Massage mit der Raindance-Handbrause von Hansgrohe löst auch hartnäckige Muskelverspannungen.

Wohltuend vor und nach dem Training

Ein prasselnder Duschstrahl auf beiden Schultern regt die Durchblutung bestens an und löst noch so harte Verspannungen. Das Wasser selber, die Wärme des Wassers und der spezielle Massagestrahl eignen sich hervorragend, um auch hartnäckige Muskelverspannungen zu beseitigen und den Stress des Alltags wegzuspülen. Eine Dusch-Massage ist vor den Übungen geeignet, um die Muskeln vorzulockern und zu erwärmen, aber ebenso auch danach, um die Wirkung der Übungen zu intensivieren.

Kirschkernsäckchen

Wärme hilft gegen Verspannungen. Sehr empfehlenswert ist auch das Kirschkernsäckchen, das man auf die verspannten Körperpartien,

z. B. den Schulter- oder Nackenbereich legen kann und das sich der Körperform auch gut anpasst.

Die Kirschkerne sind ein sehr guter Wärmespeicher, sodass die Wärme auf längere Zeit erhalten bleibt und somit auch in der Tiefe wirken kann. Das Kirschkernsäckchen, das man im Backofen, Kachelofen oder heute auch im Mikrowellenherd erwärmen kann, verbreitet eine wohltuende Wärme, die eine tiefe Entspannung und somit Linderung der Schmerzen bewirken kann.

Sind die Muskeln »steinhart«, weil sie so verspannt sind, ist es günstig, sie vor den Übungen mit dem Kirschkernsäckchen (oder mit dem Duschstrahl) zu erwärmen. Dadurch werden sie elastischer und die Übungen wirken noch intensiver.

Stichwortverzeichnis

Abfallstoffe 18
Abnutzung 12
Achtsamkeit 95
Agonist 44
Akupressurgriff 49
Akupressurpunkt 49, 60, 112 f.
Alexander-Technik 31
Anatomie 9
Aromaöle 116
Atemübungen 35, 43, 61
Atlas 12
Atmung 71
Ausgleichsübungen 34
Automatisationen 95
Axis 12

Bandscheiben 11
Bandscheibenprobleme 7
Bandscheibenschäden 34
Bauchlage 112
Beckenbodengymnastik 95
Becken-Kreuz-Bereich 84
Beuge- und Streckbewegung 14
Bewegungsapparat 6
Bewegungsmangel 33
Bewegungsmuster 6, 31, 38 f., 95
Bewegungspausen 7
Bindegewebe 42
Blockaden 32, 49
Blutgefäße 12
Blutversorgung 18, 35
Brustkyphose 10

Computerarbeit 6

Daueranspannung 25
Dauerspannung 38
Dehnreflex 43
Dehnung 6, 42
Dehnungsmethoden 43
Dehnungsübungen 42
Deltamuskel 27
Dornfortsatz 13
Drehbewegung 27
Durchblutung 16, 26, 81
Dusch-Massage 117
Dysbalance 28, 31 f.

Entspannung 5 f., 42 ff., 56 f., 64, 78, 84, 89, 94, 116 f.
Entspannungsmethoden 45
Extremstellungen 35

Fehlentwicklungen 6
Fehlhaltung 11, 13, 30 ff., 38
Fußreflexzonen 67

Gallertkern 12
Gelenkabnutzungen 34
Gelenkflächen 14
Gelenkfortsätze 11, 13
Gelenkpfanne 27
Gesichtsschmerzen 16
Gewohnheitshaltungen 32
Gleichgewichtsstörungen 35

Halslordose 10, 17
Halsmuskeln 17
Halswirbelsäule 7
Haltearbeit 32
Haltefunktion 19
Haltungsmuster 38
Hohlkreuz 10, 30, 51, 88, 106

Igelball 66, 68
Imagination 96
isometrisch 44

Kalk 34
Kapuzenmuskel 21
Kirschkernsäckchen 117
Knochenabnutzungen 16
Kontraktion 20
Konzentrationsschwäche 113
Kopfarterie 16
Kopfhaltung 16
Kopfkissen 111
Kopfschiefhaltung 12
Kopfschmerzen 35, 111
Kopfwender 21, 22
Körperbewusstsein 6, 38
Körpergefühl 38
Körperhaltung 28
Körperharmonie 31
Körperschwerpunkt 29
Körperwahrnehmung 5 f., 23, 38, 39

Kraftausdauer 45
Kräftigung 45

Leistungsdruck 35
Lendenlordose 10
Lockerung 46
Lockerungsübungen 5, 34, 38, 45
Lösungsprozesse 95
Lotlinie 29

Massage 47, 56
Matratze 111
Migräne 35
Minderdurchblutung 115
Mobilisation 48 f., 99
Mobilität 42
Muskelbalance 95
Muskelkater 38
Muskelkorsett 7
Muskelverspannungen 11

Nackendehnungsübung 53
Nackenschmerzen 23
Nackenstützkissen 111
Nervendurchtrittspunkte 35
Nervenwurzeln 11
Nickbewegung 59
Noppenball 66

Pezzi-Ball 69
Pflanzenextrakte 116
Pilates 95
Pilatesring 95
Powerhouse 95
Prophylaxe 6
Psyche 7, 28

Redondo-Ball 76 f., 95, 99, 105 ff.
Reflexzonen 66
Relaxation 43
Rückenlage 112
Rückenmark 11, 13, 14
Rückenmarksnerven 11, 14 f.
Rückenschmerzen 22
Rückenschulkurse 7
Rundrückenhaltung 38

Sauerstoffzufuhr 16
Schlaflage 111

Schmerzfasern 11
Schmerzgrenze 45
Schreibtischstuhl 33
Schulterblatt 24
Schulterhochstand 32
Schwindel 26, 35
Seitlage 112
Sitzball 46
Sitzposition 33
Skelettstatik 28
Skoliose 15
Spannungskopfschmerz 16, 35
Spannungsübungen 44
Spinalnerven 15
Statik 28 f.
Stimmungsschwankungen 7
Stoffwechsel 12
Stoffwechselschlacken 23, 115
Stoffwechselstörungen 12
Stufenlagerung 89

Tennisball 80
Thera-Band® 85
Tinnitus 26
Tonus 44
Treppenmuskeln 17

Überdehnung 43
Überkopfarbeiten
Unterarmstütz 76

Verkühlung 111
Versagensangst 35
Verschleißerkrankungen 7
Verspannungen 6, 22
Vierfüßlerstand 76
Vorbeugung 6 f.

Wahrnehmung 46
Wahrnehmungsübungen 39
Wärmeanwendungen 115
Wirbelarterien 13
Wirbelbogengelenke 10
Wirbelkanal 13
Wirbelsäulenschmerzen 11

Zerrungen 38

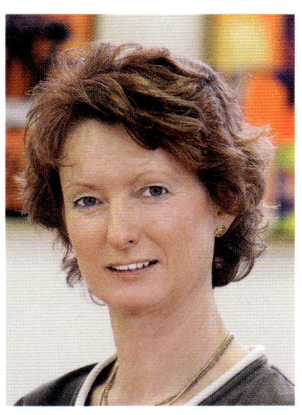

Über die Autorin

Heike Höfler ist staatlich geprüfte Sport- und Gymnastiklehrerin. Sie war jahrelang an verschiedenen Kliniken als Bewegungstherapeutin tätig. Sie unterrichtet jetzt auf selbstständiger Basis u. a. Beckenbodentraining, gibt besondere Gesichtsgymnastikkurse und leitet Rückenschul-, Atem- und Gymnastikkurse für Krankenkassen, Volkshochschulen, Bildungswerke, Firmen und Betriebe etc. Sie ist Autorin zahlreicher Gesundheits- und Fitnessbücher.

Weitere Infos unter: www.heike-hoefler.de

Bibliografische Information der Deutschen Nationalbibliothek

Die Deutsche Nationalbibliothek verzeichnet diese Publikation in der Deutschen Nationalbibliografie; detaillierte bibliografische Daten sind im Internet über http://dnb.d-nb.de abrufbar.

6. Auflage (Neuausgabe)

BLV Buchverlag GmbH & Co. KG
80797 München

© 2011 BLV Buchverlag GmbH & Co. KG, München

Bildnachweis:
Alle Fotos von Bethel Fath, außer:
Hansgrohe: S. 117; TEMPUR Deutschland GmbH (www.tempur.de): S. 111
Grafiken: Jörg Mair, München

Umschlagfotos: Vorderseite Ulli Seer, Rückseite Bethel Fath

Lektorat: Marion Ónodi
Herstellung: Ruth Bost
DTP: Satz+Layout Peter Fruth GmbH, München

Gedruckt auf chlorfrei gebleichtem Papier

Printed in Germany
ISBN 978-3-8354-0809-8

Hinweis
Das vorliegende Buch wurde sorgfältig erarbeitet. Dennoch erfolgen alle Angaben ohne Gewähr. Weder Autor noch Verlag können für eventuelle Nachteile oder Schäden, die aus den im Buch vorgestellten Informationen resultieren, eine Haftung übernehmen.

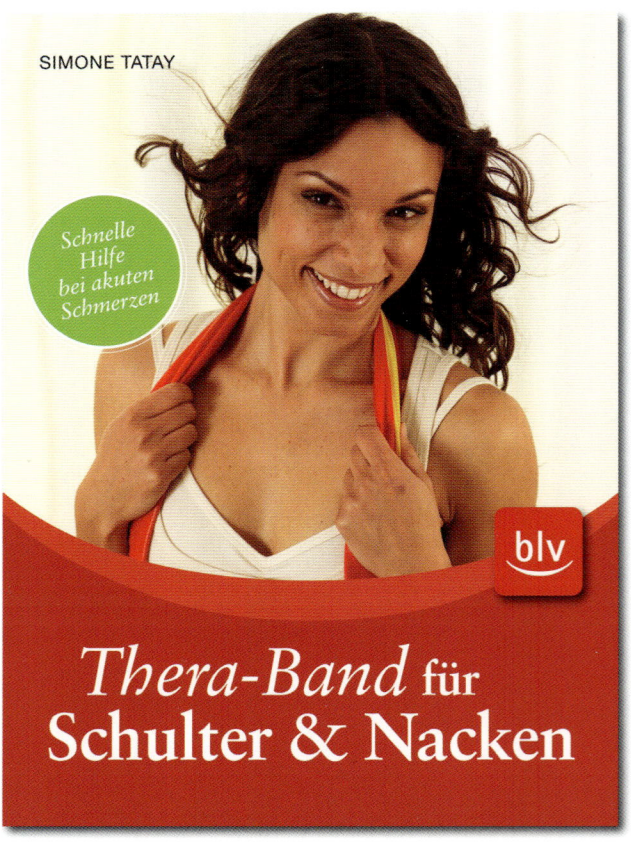
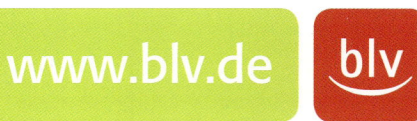